HYGIÈNE

DU SOLDAT,

EN

ESPAGNE, EN PORTUGAL ET EN AFRIQUE (nord),

Applicable au Soldat

DANS LES PARTIES MÉRIDIONALES DE LA FRANCE;

Suivie

D'UN ESSAI SUR LA COLIQUE DITE DE MADRID, CONSIDÉRÉE
COMME NÉVRALGIE SPLANCHNIQUE,

Par J.-C. VOISIN,

Docteur-Médecin de la Faculté de Paris, chirurgien de marine, ex-chirurgien militaire, membre correspondant de la société royale de médecine de Marseille, de l'académie de Brest, et de la société polymatique du Morbihan.

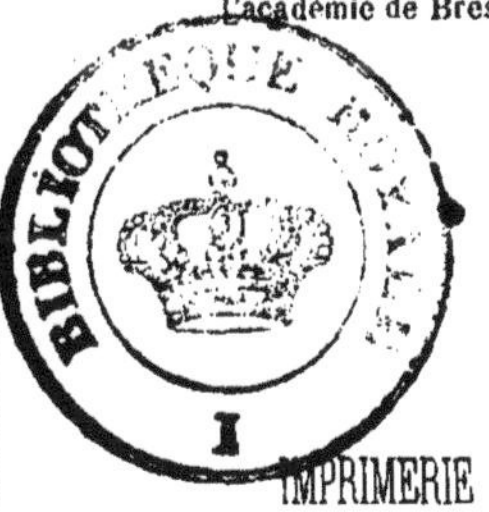

PARIS,

IMPRIMERIE ET LIBRAIRIE MILITAIRE DE GAULTIER-LAGUIONIE,

(Maison ANSELIN),

Rue et Passage Dauphine, 36.

—

1841.

Imprimerie de COSSE et G.-LAGUIONIE,
rue Christine, 2.

A MONSIEUR

LE BARON LARREY,

Premier chirurgien des Armées Françaises.

Vos talents et vos excellentes qualités excitent l'admiration de vos contemporains, et l'auguste témoignage de l'immortel NAPOLÉON environne déjà votre nom d'une auréole de gloire qui suffirait seule pour le faire passer à la postérité !

Vous daignez me permettre de vous dédier cet opuscule ; je ne pouvais recevoir un plus honorable encouragement.

J'ai l'honneur d'être avec un profond sentiment de respect et de gratitude,

Monsieur le Baron,

Votre très humble et très obéissant serviteur,

VOISIN.

AVIS DE L'EDITEUR.

L'intérêt que la santé des braves défenseurs du pays doit inspirer, et l'empressement que toujours nous mettrons à seconder les vues philantrhopiques des hommes qui, par leurs veilles et leurs études, se recommandent à l'attention de la société, nous ont disposé à entreprendre la publication de l'*Hygiène du Soldat*, et nous nous trouvons aujourd'hui tout à fait entraîné à donner suite à cette disposition, par les renseignements qui nous sont arrivés sur l'auteur et qui se trouvent si heureusement corroborés par l'honorable approbation du célèbre baron Larrey, consignée dans une lettre sur l'hygiène et sur l'importance de son étude, écrite à l'auteur.

« Monsieur,

« J'ai reçu avec votre lettre l'ouvrage que vous m'avez
« adressé pour en prendre connaissance, et duquel vous
« désirez m'offrir la dédicace.

« Je m'empresse, Monsieur, de vous répondre que j'ac-
« cepte avec d'autant plus de satisfaction cette offre flat-
« teuse, que cet ouvrage que j'ai lu, est rempli d'excellents
« préceptes, et bien' que nous ne soyons plus dans le cas
« de retourner en Espagne avec des armées (du moins je
« l'espère), votre livre ne sera pas moins utile aux troupes
« de cette nation, comme votre thèse, qui doit en faire par-
« tie, rendra de très grands services aux habitants de Ma-
« drid. . . . .

. . . .

« Ce travail ne peut que vous faire honneur, et je vous
« engage à le publier promptement.

« Sans doute, il sera également utile pour nos troupes
« en Afrique.

« J'ai lieu de croire, que cet ouvrage sera favorablement
« accueili par le public médical, et même par les gens du
« monde. En mon particulier, je l'approuve d'avance, et
« recevez, avec le témoignage de ma satisfaction, l'assu-
« rance de la considération très distinguée, etc.

Signé Baron LARREY.

Paris, 2 novembre 1836.

Après un aussi honorable encouragement donné à un
jeune médecin, nous avons cru que nous manquerions à
notre conscience et à l'intérêt que doit inspirer la santé de
l'armée, si nous ne venions à l'aide de l'auteur pour la publication de l'*Hygiène du Soldat* (1).

Nous espérons que nos bienveillantes intentions seront
comprises et favorablement accueillies par le public médical, par l'armée, et même, comme l'a écrit le célèbre Baron,
par les gens du monde (2).

---

(1) Nous prenons ici le mot SOLDAT dans son acception la plus étendue : nous faisons hommage de nos conseils aux chefs de l'armée comme
à ceux qui n'y ont point de grade. (*Note de l'auteur, page 2.*)

(2) Nous croyons aussi que ceux de nos marins qui sont appelés à vivre
sur les côtes de la Péninsule et de l'Afrique, trouveront dans le livre du
docteur Voisin, d'excellents préceptes d'hygiène, applicables à leur spéciale position.

AVANT-PROPOS.

De tous les êtres animés, l'homme est le seul appelé à vivre sous toutes les latitudes; mais quelque fortuné que soit le sol sur lequel il habite, l'expérience de chaque jour lui démontre promptement que par la nature même de sa débile quoique belle organisation, il est exposé à une foule de maladies, qui, relativement aux diverses altérations qui les constituent, sont ou paraissent presque toutes être les mêmes : néanmoins, sous un très grand nombre de rapports, on ne saurait en nier la différence, suivant les contrées où on les observe.

Plusieurs d'entre elles, quoique communes à plusieurs lieux, affectent une fâcheuse préférence pour certains points; d'autres, soit toujours, soit seulement sous l'influence de diverses causes périodiques ou non, quelquefois prévues, souvent fortuites, sont particulières à certaines localités; mais toutes ne semblent agir sur l'homme que dans des circonstances données, tant pour elles que pour lui.

Ces circonstances, l'observation nous l'apprend, sont toutes plus ou moins dépendantes, soit de l'influence des choses extérieures sur l'homme, soit de l'influence de l'homme sur lui-même.

L'étude de ces impressions de natures diverses, et dont l'effet est si varié, selon de nombreuses occurrences, attira l'attention de l'homme ; particulièrement, elle dut fixer celle du philosophe, du législateur, du médecin surtout; elle dut être, pour ce dernier, le point culminant de son art, l'un des flambeaux de sa science. Car, comment rétablir la santé, si à la connaissance de ce qui fait la maladie, on ne joint pas la connaissance de l'homme dans l'état normal, lorsqu'il agit sur lui-même et sur les choses qui l'entourent, lesquelles réagissent toujours sur lui?

C'est l'ensemble de toutes ces connaissances qui forme cette branche de la médecine connue sous le nom d'hygiène, et dont l'objet est d'indiquer les moyens et les précautions qui peuvent conserver le plus longtemps la structure et la position de nos organes, et maintenir l'intégrité du jeu de leurs fonctions.

Cette définition prouve que l'hygiène est nécessaire à l'homme, dans quelque lieu qu'il habite, dans quelque position qu'il se trouve, et qu'elle lui sera même indispensable, quand des circonstances indépendantes ou non de sa volonté l'obligeront à parcourir diverses latitudes, à varier ses vêtements, à changer la nature de son alimentation, les heures de ses repas, à prolonger la durée de ses exercices, à abréger le temps de son repos, du sommeil, enfin à briser toutes ses habitudes d'une manière plus ou moins brusque.

Le domaine de l'hygiène est considérable; et pour en rendre l'étude plus facile et d'un résultat plus certain et plus heureux, bien qu'il n'existe pas plusieurs sortes d'hygiène, on a fait des principes et des règles générales de cette science, des applications particulières aux circonstances éventuelles dans lesquelles les hommes se trouvent placés ou entraînés; de là *l'hygiène des pays chauds, des pays froids, des pays tempérés;* de là *l'hygiène navale, l'hygiène militaire,* qui, considérées sous un point de vue, encore plus particulier, donne *l'hygiène du marin, l'hygiène du soldat;* pour ce dernier surtout, les règles hygiéniques sont nombreuses, elles changent ou du moins se modifient beaucoup suivant les localités qu'il habite, les pays qu'il parcourt : lui indiquer celles qui sont convenables à suivre, en Espagne, en Portugal, en Afrique et dans les parties méridionales de la France; tel est l'objet de notre travail, et le but de nos efforts.

« Hallé l'a éloquemment exprimé, l'âme et le courage du méde-
« cin doivent être ceux du génie tutélaire qui veille à la conserva-
« tion de tous les hommes; qui cherche également dans la mêlée
« soit le compatriote, soit l'ennemi frappé, pour le relever, le con-
« soler, le soulager, le rendre à sa patrie. »

Le souvenir de ces paroles sacrées, et l'amour de nos semblables dans quelques rangs que les intérêts du pays ou les passions politiques les placent, nous rappelant les dangers que court la santé de tous ceux qui, soit par goût, soit par la force de la loi, suivent la glorieuse carrière des armes, nous nous sommes décidé à oser écrire l'*Hygiène du Soldat :* puissent les motifs qui nous ont entraîné nous faire pardonner l'imperfection de notre travail.

HYGIÈNE DU SOLDAT [*]

EN ESPAGNE,

EN PORTUGAL ET EN AFRIQUE (NORD),

APPLICABLE

Au Soldat dans les parties méridionales de la France.

Aperçu sur l'Espagne.

L'Espagne est l'une des plus belles et des plus fertiles contrées de l'Europe. Elle termine ce continent dans le sud-ouest, et elle est située entre les 36° et 44° de latitude nord, les 12° de longitude ouest et 41° longitude est. Ses limites sont formées au nord par la baie de Biscaye et les monts Pyrénées qui la séparent de la France ; à l'est, par la Méditerranée ; au sud, par le détroit de Gibraltar, à l'ouest par l'océan Atlantique et par le Portugal ; avec ce royaume, l'Espagne forme la péninsule que l'on se plaît à considérer comme une forte digue naturelle qui contient et arrête sans cesse le volume immense de l'onde océanique.

Par suite de son heureuse position géographique,

(*) Nous prenons ici le mot *Soldat* dans son acception la plus étendue, et nous faisons hommage de nos conseils aux chefs de l'armée, comme à ceux qui n'y ont point encore de grade.

les anciens y placèrent les Champs-Élysées et le jardin des Hespérides : aussi la vue de ce pays paraît-elle délicieuse à tout voyageur qui sait apprécier les richesses de la nature; en aucune autre partie de notre continent, on ne trouve des pâturages d'une odeur plus suave, des vignobles plus riches; les arbres fournissant les fruits les plus exquis s'y comptent par milliers, y forment presque des forêts; *le laurier, le thym, le safran,* et beaucoup d'autres plantes sans cesse couronnées de fleurs odoriférantes, en embaument les plateaux et les collines : l'Espagne est réellement l'empire de Flore!

L'industrie, cette mère des États, comme l'a judicieusement appelée le célèbre Colbert, verrait se réaliser les plus brillantes espérances et augmenterait encore la fécondité du sol, en secourant merveilleusement l'agriculture, si une administration éclairée et bienfaisante mettait tous ses soins à bien rechercher et à bien apprécier les avantages que présente chaque localité de ce riche pays. Si cette même administration employait une partie de ses ressources à bien disposer pour les usines, les forges et pour les manufactures de la force courante des fleuves, des rivières et des ruisseaux qui divisent et arrosent les vallées et les plaines de l'Espagne.

Les chaînes des montagnes de l'Ibérie, par la variété qu'elles donnent à la perspective, ajoutent encore à l'aspect particulier de cette contrée; cette variété intéresse vivement l'observateur, elle lui donne tout à la fois le désir et la force de tout visiter, et le plaisir de même, que la profonde émotion de l'âme, viennent toujours le dédommager de ses fatigues.

Oui, la péninsule bien conduite, sagement administrée, ne manquerait de bras, ni pour son agriculturé ni pour l'exploitation de ses richesses minérales.

Cependant cette région si favorisée sous le rapport des productions naturelles, aux habitants de laquelle Cérès demande si peu d'efforts pour les combler de tous ses dons, à diverses époques, n'a pu échapper aux effets funestes de la cruelle disette.

Qui connaît l'histoire politique de l'Espagne, les nombreuses guerres qu'elle a eu à soutenir, les émigrations répétées d'une grande partie de sa population, appréciera facilement les principales causes des désastres de toute nature qui ont accablé les valeureux habitants de ce royaume.

Quelques préjugés que les intérêts des gouvernants des États voisins aient cherché à faire prévaloir contre l'Espagnol, aucun peuple n'est plus digne des avantages de la civilisation; quiconque a vécu avec les péninsulaires et a pu les observer, l'esprit débarrassé de toute prévention nationale, pourra dire avec le baron Larrey (1) :

« Qu'en considérant les Espagnols sous le rapport
« moral, on remarque aisément qu'ils ont de la no-
« blesse dans les sentiments, qu'ils sont généreux,
« sensibles, humains, hospitaliers et même préve-
« nants, si leur amour-propre se trouve flatté.

« En général, ils montrent de l'esprit naturel, de la
« justesse dans le raisonnement et une grande apti-
« tude à l'étude des sciences et des arts mécaniques.

« Ils ont de leur origine et de leur nationalité la
« plus haute idée, ce qui leur inspire le plus ardent
« amour de la patrie, excite leur bravoure et les rend
« capables de la plus héroïque persévérance. »

---

(1) *Mémoires de chirurgie militaire, et campagnes*. Paris, 1812.

1.

Si la pensée des assemblées et des puissances, qu'une cause providentielle appelle à fixer les destinées de la nation espagnole, est la pensée de la liberté bien comprise et d'une religieuse philosophie : les amis de l'homme peuvent espérer que le peuple de l'antique Ibérie, ne tardera pas à jouir dans tout son complément d'un gouvernement juste et humain; alors, seulement alors, il pourra dans l'industrie, les arts, les sciences et les lettres, atteindre la place à laquelle ses hautes facultés lui commandent d'oser aspirer (1.)

Aperçu sur l'Afrique.

L'Afrique est coupée vers son centre par la ligne équinoxiale, et s'étend d'une manière presque égale au delà des deux tropiques, cependant vers le nord elle s'avance de 2° 53' de plus que vers le sud.

Cette région est remarquable par les vastes déserts de sables toujours brûlants qu'elle renferme, par les chaînes de montagnes qui la partagent, par les deux fleuves, et les nombreuses rivières qui la fertilisent sur un grand nombre de points, et principalement par la diversité des terrains qui en constituent le sol.

Le climat de l'Afrique, à température très élevée, et pour ainsi dire invariable sous l'équateur et les tropiques, présente cependant deux différences d'autant

---

(1) L'auteur a écrit l'hygiène du Soldat en 1836. A cette époque, il était naturel qu'il énonçât le vœu qu'exprime le dernier paragraphe de l'aperçu sur l'Espagne.

plus sensibles, que l'on s'avance davantage vers les extrémités nord et sud, de ce continent, ou que l'on s'approche de plus en plus de certaines atmosphères relatives au voisinage et à la hauteur des montagnes.

Quelques autres influences physiques, plus ou moins secondaires, que l'homme, suivant l'occurrence de ses besoins, peut corriger ou détruire, partout où elles existent, viennent encore modifier le climat; telles sont les émanations morbifiques qui s'échappent des marécages, des fumiers, des voiries, des curements du sol faits durant les chaleurs excessives; tels sont aussi les abaissements de température, et les brouil_ lards infects dus à l'évaporation des eaux stagnantes.

La partie nord de la péninsule africaine, que les anciens ont appelée Afrique inférieure, se mesurait (du moins on peut le présumer, d'après ce que divers auteurs ont écrit) depuis le 23º à peu près de latitude nord, jusqu'au cap Bon; elle se trouve bornée au septentrion par la Méditerranée, à l'est par l'Égypte, à l'ouest par l'océan Atlantique, et au midi par le grand désert de Sahara, le royaume de Bornou et la partie nord-ouest de la Nubie, pays qui, comme l'a dit Salluste, étaient peu fréquentés, soit à cause de l'extrême chaleur, soit à cause des montagnes et des déserts.

L'histoire de la guerre de Jugurtha nous a aussi appris que les Gétules et les Lybiens ont été les premiers habitants de l'Afrique, qu'ils étaient grossiers et sauvages (*asperi incultique*), qu'ils ne se nourrissaient que de la chair des animaux ou qu'ils mangeaient l'herbe des champs; les habitudes et les mœurs n'avaient aucune influence sur eux, ils ne se soumettaient à aucune loi, ils ne reconnaissaient aucun chef; enfin, ils vivaient errants, épars, et ils se faisaient une hutte ou un gîte là où la nuit venait les surprendre.

Lorsque j'ai vu les Bédouins des environs de Bône et principalement ceux du voisinage d'Alger, malgré les temps, j'ai cru voir les Gétules et les Lybiens de Salluste.

Le même écrivain, sans en avoir bien précisé les époques, fait aussi venir des côtes de l'Espagne, sur le littoral nord de l'Afrique des émigrations de Mèdes (1), de Perses, et d'Arméniens, qui favorisés par une succession de victoires et d'alliances, se confondirent insensiblement avec les anciens habitants.

Les provinces qu'ils occupèrent prirent les noms de *Mauritanie*, de *Numidie* et de *Lybie*.

Plus tard des Phéniciens, les uns pour soulager leur patrie d'une surcharge de population ; les autres, par des vues ambitieuses, s'étant associés dans le peuple tous les hommes pauvres et tous ceux des citoyens aisés ou riches qui par tempérament, comme par caractère, aiment à se jeter dans les entreprises nouvelles et hasardeuses, vinrent fonder différentes villes sur la côte d'Afrique baignée par la Méditerranée.

De ces villes, quelques-unes existent encore, d'autres ne laissent plus voir que quelques ruines, et plusieurs depuis longtemps ne présentent sur le sol aucun vestige de leur antique existence.

L'inhumaine politique de leurs vainqueurs les ayant saccagées et ruinées de fond en comble, l'action dévastatrice du temps a complétement détruit leurs restes abandonnés.

Ces diverses régions de l'Afrique, après avoir redouté ou subi la domination de l'opulente Carthage (2),

---

(1) Par la suite appelés Maures.

(2) Carthage, colonie des Tyriens, fondée 888 ans avant J.-C., par Didon, princesse Tyrienne et sœur du cruel Pygmalion, fut prise et ruinée par Scipion. 146 ans avant J.-C. Cette ville fut ré-

lors du désastre de cette digne rivale de Rome, devinrent soit par la force des armes ou par voie de négo-
ciations, tributaires et plus tard provinces de la république romaine.

L'histoire nous apprend que la fertilité du nord de
l'Afrique, et que l'air doux et tempéré qu'on y respire
sur plusieurs de ses points, excepté durant deux ou
trois mois de l'année, déterminèrent ses nouveaux
possesseurs à réédifier plusieurs des anciennes villes
et à en fonder de nouvelles.

Par la suite, les Romains les plus illustres et les plus
riches voulurent y avoir des jardins et des maisons
de plaisance; leur condition d'hommes influents dans
les affaires de leur pays, et leur séjour prolongé ou
répété dans le nord de la péninsule africaine, les mi-
rent à même de diriger et de favoriser la culture du
nouveau sol qu'ils habitaient. Ce fut de ses produits
abondants que se formèrent ces réserves de blés, de
vins et d'huiles, qui, plus d'une fois, sauvèrent l'Italie
et les autres parties de l'empire romain, de l'atteinte
funeste de l'inexorable famine.

Après la division de l'empire, toute l'Afrique septentrionale subit alternativement la puissance des Van-
dales et des empereurs grecs : ces derniers la défendi-
rent vigoureusement contre les Arabes sectateurs de
Mahomet, qui, au VIIe siècle, sous la conduite des ca-
lifes de Bagdad, en terminèrent la conquête. De cette
époque, les divers États du nord de l'Afrique ne se
désignèrent plus que sous le nom collectif de Barba-

---

bâtie par Jules-César, devint, sous les empereurs romains, la capitale de l'Afrique ; elle subsista jusqu'à la fin du VIIe siècle, époque
de sa complète ruine par les Sarrazins ou Arabes mahométans.

rie; et toute l'étendue du pays que mesure encore cette dénomination, a été partagée en deux parties séparées l'une de l'autre par le *mont Atlas*. La première s'appelle *Biledulgerid*; elle comprend différents petits royaumes qui nous sont peu connus. La seconde a conservé le nom de *Barbarie propre*; elle renferme de l'est à l'ouest les royaumes ou républiques, 1° *de Tripoli et de Barca*; 2° *de Tunis*; 3° *d'Alger*; 4° *l'empire de Maroc et de Fez*.

Les Sarrazins ne s'arrêtèrent pas à l'Afrique. Plus tard, ils passèrent en Europe, en inquiétèrent plusieurs royaumes, ils subjuguèrent même presque toute l'Espagne; mais en 1492 et 93, leurs descendants en furent chassés, et tous à de biens petites exceptions près, se réfugièrent sur les côtes de Barbarie, habitées par les amis et les anciens compatriotes de leurs pères. Alliés naturels des vaincus, les Arabes africains prennent leur défense; il en résulte entre ces peuples et les Espagnols une lutte longue et acharnée.

Ces derniers achètent et arment des vaisseaux, courent sur l'ennemi, prennent ou coulent bas ses corsaires, débarquent à leur tour sur ses terres, et y obtiennent des succès si grands que les barbares effrayés, s'empressent, pour le plus grand malheur de leur indépendance, d'implorer l'assistance trop intéressée des deux célèbres pirates de Mételin.

Sur un îlot voisin de la ville d'Alger, les Espagnols étaient parvenus à bâtir une forteresse, et cette ville, l'une des plus importantes de la côte de Barbarie, était déjà en leur pouvoir, lorsque les deux frères Barberousse, suivis de leurs Turcs et secondés par les Maures des montagnes voisines, vinrent avec succès défendre l'Algérie contre les Espagnols, mais avec usure; les Turcs ne tardèrent pas à se payer des services qu'ils venaient de rendre aux Africains : ils leur imposèrent un joug plus difficile à supporter que celui qu'ils venaient de leur aider à secouer.

Aucune ville de Barbarie, si ce n'est celle de Tunis patrie adoptive des deux marins turcs, ne fut exempte de cruelles vexations. Les habitants des campagnes, qu'ils fussent de la plaine ou de la montagne, sans distinction de race aucune, traités tout à fait en vaincus, étaient fréquemment victimes des exactions brutales des Turcs : une pareille domination devait nécessairement amener de fréquentes tentatives de soulèvement, qui, par le manque d'ensemble dans l'exécution, et d'accord entre les chefs des tribus, n'eurent d'autres résultats que de consolider de plus en plus la puissance de *Barberousse*.

Les Algériens, plus impatiemment que tous les autres Africains, supportaient le joug de leurs cruels oppresseurs ; ils prirent les armes, se révoltèrent, firent des efforts inouis pour recouvrer leur indépendance ; mais, peu ou point convenablement secondés par les Arabes des tribus voisines, après un combat des plus opiniâtres soutenu avec la plus vive ardeur par le courage du désespoir, ils succombèrent.

Les Turcs, dans l'enivrement du succès, firent un massacre des vaincus, et leur rage exterminatrice ne s'arrêta que lorsque leurs bras affaiblis par l'excès du meurtre ne purent plus manier le mousquet ni lever le sabre.

La plus grande population d'Alger se trouvant ainsi détruite, la terreur maintint facilement dans la soumission la plus abjecte ceux des habitants auxquels Barberousse permit de vivre.

Cet heureux pirate, aussi adroit politique que chef audacieux, sut très bien tirer parti de toutes les circon-

stances qui pouvaient favoriser ses ambitieux projets.
Pour s'assurer davantage l'appui de Soliman, il lui
adressa des envoyés d'élite. L'empereur turc qui
déjà avait apprécié fort bien toute la valeur de cet
homme remarquable, les reçut avec distinction, et vint
en aide au fondateur de la régence d'Alger. Il le combla de grâces et de faveurs, lui déféra plusieurs dignités, et enfin lui confia le commandement d'une partie
des forces navales de son empire.

Cette protection si puissante de l'empereur turc
et les derniers succès de Barberousse achevèrent la
ruine de l'influence arabe dans le nord de l'Afrique.

Alors la domination du sabre s'étendit sur toute la
Barbarie, et la piraterie, principal moyen d'existence
des habitants des côtes de cette contrée, loin de diminuer, prit un développement considérable de plus en
plus funeste au commerce des Européens.

La ville d'Alger, particulièrement, devint le refuge
de presque tous les forbans turcs ou renégats, son
arsenal, leur port d'armements, et en quelque sorte
l'entrepôt des produits de leurs rapines.

Les côtes de l'Italie, de l'Espagne, de la Corse et de
la Sardaigne étaient les théâtres de leurs dévastations,
et si le roi de France n'eût été l'allié de Soliman, nos
navires et nos côtes n'auraient pas été plus à l'abri des
attaques et des excursions de ces audacieux pirates,
que les bâtiments et le littoral des autres pays de la
chrétienté.

Pour mettre fin à ces brigandages, Charles-Quint
voulut, en 1541, réduire ce repaire de forbans; sa glorieuse étoile pâlit devant la résistance opiniâtre des
Africains.

Dans le même but, et aux époques de 1775, 1783 et
1784, des armements furent faits par l'Espagne; le

Portugal, le royaume de Naples, l'île de Malte et la Toscane.

Ces expéditions ne réussirent pas, tout au plus, si elles assurèrent au commerce européen quelques courts répits, tant l'audace des pirates s'était accrue.

La Grande-Bretagne elle-même, n'a pas toujours été heureuse dans ses tentatives contre les Algériens.

Le dey chassa le consul anglais; l'amiral Nelson, commandant une flotte de neuf vaisseaux, est chargé par son gouvernement d'obtenir réparation de cette injure ou de la venger; le despote résiste à la sommation du célèbre amiral, et la fière Angleterre n'insiste pas, elle ajourne sa vengeance : quatorze années plus tard, une flotte composée de voiles anglaises et hollandaises, sous le commandement de lord Exmouth, s'embosse, sans en être empêchée par les Algériens, à une très petite distance de la forteresse du môle, sans doute qu'Omar Pacha voulait éviter le reproche d'avoir commencé le feu.

L'action est très chaude de part et d'autre, et malgré la faute commise par les Barbares d'avoir laissé les assaillants s'établir si près de leurs batteries, les Anglais se seraient retirés sans avantage, si plusieurs de leurs matelots, héroïquement intrépides, n'avaient osé se rendre dans le port, y brûler les navires de la régence.

En 1824, les Algériens revenus de leur frayeur, et les fortifications de leur port remises en état, chassent de nouveau le consul de la Grande Bretagne, M. Macdonnel, et audacieusement ils affirment qu'ils n'exécuteront pas le traité conclu avec lord Exmouth, si le consul expulsé remet les pieds sur leur territoire. L'Angleterre se soumit à cette condition.

Alger *l'arrogante* se souvint longtemps des leçons

que le célèbre Duquesne (1) et l'amiral d'Estrées lui avaient données, pour qu'elle n'oubliât pas le respect dû à la France. La république française sut aussi se faire respecter par les Barbares. Durant l'empire, le nom seul de son chef était un *laissez-passer* pour les vaisseaux de nos alliés et pour les bâtiments des États neutres.

Le grand capitaine lassa la fortune, et trahi par elle à Waterloo, d'illustre protecteur, il devint illustre captif. Les forbans de la régence recommencent leurs courses , et les puissances que nous protégions, n'auraient pu continuer leur commerce, si le gouvernement anglais n'était intervenu. Encore fallut-il accéder à des traités, que la vieille Angleterre ne put empêcher d'être humiliants pour les Etats protégés. Ainsi, ce n'étaient plus de grandes nations belligérantes qui, dans l'intérêt de leurs prétentions gênaient la liberté des mers, c'était un dey d'Alger qui seul imposait un tribut à la marine marchande de l'Europe (2).

Les Algériens, fiers de leurs succès et forts de la position de leur ville, que le fanatisme religieux leur fait croire inexpugnable, ne mettent plus de bornes à leur orgueil; ils oublient les anciens droits de la France, pensent pouvoir la braver.

Le 2 août 1829, les malheureux osent faire feu sur son pavillon , le 5 juillet 1830 le drapeau français

---

(1) Bombardement par Duquesne en 1683.

(2) Depuis la retraite de Barberousse, l'autorité de la *Sublime Porte,* sur les États barbaresques, avait décru progressivement, et dans la régence algérienne le souverain pouvoir s'était concentré en la personne d'un chef despote, sur lequel le sultan n'exerçait plus qu'une ombre de domination suzeraine.

dit au monde entier qu'*Alger, la ville forte,* est tombée (1).

Nouvelle et brillante conquête qui prouve que la valeur de nos armées ne dégénère pas (2).

RÈGLES HYGIÉNIQUES

DU SOLDAT EN ESPAGNE, EN PORTUGAL, EN AFRIQUE (NORD), ET DANS LES PARTIES MÉRIDIONALES DE LA FRANCE.

PREMIER ORDRE.

DES CHOSES ENVIRONNANTES (CIRCUMFUSA).

§ Ier.—*De l'Air.*

Sur toutes les choses qui nous environnent, l'air doit avoir le premier rang, c'est ce fluide élastique, diaphane, inodore, insipide, pesant, électrique, capable de raréfaction et de condensation, qui forme autour de la terre cette couche d'environ quinze ou

---

(1) Alger, que les Arabes appellent *Aldjezayr* par ses formidables batteries, par sa flotte et par l'audace de ses habitants, était justement considérée comme la *Malte musulmane.*

(2) L'expédition d'Afrique, entreprise glorieuse s'il en fut jamais, était commandée, les forces de mer, par le vice-amiral Duperré, aujourd'hui amiral et pair de France, l'armée de débarquement par le lieutenant général de Bourmont.

seize lieues de hauteur, appelée dans son ensemble *atmosphère;* sans cet élément, les animaux pourvus de poumons ne pourraient vivre; sans lui, la combustion n'aurait pas lieu. Je n'entrerai dans aucun détail sur la constitution de l'air, son analyse se rencontre dans tous les ouvrages de chimie et de physique, et nous n'avons point ici à en faire la répétition.

Personne n'ignore que l'air est indispensable à l'entretien de la vie ; il exerce son action, soit d'une manière directe ou indirecte, sur tous nos organes, principalement sur les poumons organes actifs de la respiration, fonction qui, lorsqu'elle est complète, semble plus que toutes les autres nous donner le sentiment du bien-être physique.

L'air, selon qu'il renferme des qualités utiles ou nuisibles, conserve la santé ou l'altère ; le matin est le temps de la journée durant lequel, en tout pays, ce fluide est le plus pur et le plus salubre. Celui du soir est toujours moins favorable, et en général, il peut être très dangereux de s'y exposer longtemps, si, suivant les lieux, on n'y prend les précautions reconnues indispensables.

§ II.—*De la Température et de ses variations.*

La disposition de l'air froid ou chaud, sec ou humide, constitue cet état de l'atmosphère désigné sous le nom de température : la température d'un lieu sera donc toujours relative à l'état de l'air de ce lieu, en suivra toutes les variations ou modifications, comme lui elle variera d'après l'ordre des climats, des vents, des saisons, de la nature des lieux, des plaines, des montagnes, et même du chiffre de la population.

En Espagne, dans les provinces du nord et de

l'ouest, le climat est celui des zones tempérées ; mais dans toute la partie méridionale, il a beaucoup de rapport avec celui de la zone torride ; comme aux Antilles, on ne compte que deux saisons, l'été et l'hiver, dans les provinces du centre, le climat semble participer du degré moyen des deux autres que nous venons d'indiquer.

« Généralement, dit monsieur Larrey, l'air y est sec,
« vif, plus ou moins raréfié ou condensé à cause des
« inégalités d'élévation. Les pluies y sont rares, et
« n'ont ordinairement lieu que par des orages. A Ma-
« drid, la chaleur fait monter le mercure dans le
« thermomètre de Réaumur du 25ᵉ au 31ᵉ et 32ᵉ degré,
« sans être pour cela insupportable, parce qu'elle est
« tempérée, ajoute-t-il, par les vents du nord, qui rè-
« gnent assez constamment dans la nouvelle et vieille
« Castille, et qui sont tellement rafraîchis par la neige,
« dont les sommets des montagnes restent longtemps
« couverts, qu'on ne peut y demeurer exposé à l'ombre
« sans ressentir une impression glaciale ; aussi, le froid
« est-il très vif lorsque ces vents soufflent en hiver (1). »

En général, tous les points qui sont situés au midi, au bas des collines ou des montagnes qui réfléchissent les rayons du soleil, seront extrêmement chauds, tandis que les points opposés qui regarderont le nord, seront très froids, quoique au niveau des premiers. L'on sait aussi que la forme des montagnes a une action directe sur la température, celles qui présentent un côté concave au soleil, réfléchissent sur les plaines les rayons du calorique ou la chaleur, comme le ferait un miroir

____

(1) Mémoires cités, etc., pag. 235.

ardent; les nuées qui sont convexes ou concaves, rendent de même la température plus grande, soit par la réflexion, soit par la réfraction de la lumière. La chaleur augmentera donc en raison directe du nombre des montagnes et des nuées qui ont la figure ci-dessus désignée, et par la raison même que toutes ces causes ajoutées à l'influence de la latitude se rencontrent en plusieurs provinces de l'Espagne et dans une grande partie du nord de l'Afrique. Il en résulte que dans les mois de juin, juillet, août, septembre, et dans la régence, même jusqu'en novembre, les septentrionaux y supportent très difficilement l'action de la température, principalement dans les premiers temps de leur séjour : l'irritabilité du système nerveux se trouve chez eux souvent augmentée jusqu'à la surirritabilité et l'action musculaire très appauvrie. Comme les indigènes, ils ne peuvent se résigner à toutes ces précautions qui leur semblent trop voisines de la mollesse. A la force de l'action cérébrale augmentée chez lui, l'homme du nord veut tâcher de faire répondre cette vigueur d'action musculaire, nécessité de son climat et à laquelle, par conséquent, il est habitué; souvent cette lutte ne tarde pas à lui devenir préjudiciable, si surtout, par une modification atmosphérique, subite, ou par son exposition à l'air de la nuit, il éprouve un refroidissement prolongé qui, dans ces contrées, devient promptement pour lui un froid relatif dangereux, car il suspend la transpiration insensible, produit à l'extérieur sur la peau et à l'intérieur sur la muqueuse, une sensation toute spéciale qui le dispose à contracter les maladies endémiques qui, pour ses semblables agglomérés, deviennent bientôt épidémiques.

Les saisons intermédiaires à l'hiver et à l'été, le

printemps et l'automne, rendent bien plus tempérées les provinces du nord de l'Espagne ; aussi, les maladies qu'on y observe ont-elles plus de ressemblance avec celles des pays froids et humides, surtout en Galice et dans les Asturies, régions dont le terrain est très inégal, bornées au midi par des montagnes couvertes de neige, au nord et à l'ouest, par l'océan Atlantique.

Le froid qu'on éprouve en Espagne dans les plaines et les vallées du centre n'est jamais très intense ; dans les années ordinaires, il ne se fait guère sentir que durant les derniers jours de décembre et les mois de janvier et de février ; cependant, il arrive plus tôt et se prolonge davantage sur les points élevés, surtout dans la direction du nord. En preuve de ce que nous avançons, nous citerons le passage suivant des mémoires de notre illustre vétéran (1).

« Nous partîmes de Madrid le 22 décembre 1808 ;
« nous nous dirigeâmes vers les montagnes de la
« Guadarrama, que nous traversâmes dans les jour-
« nées des 23 et 24 de ce mois ; nous avions remarqué
« au pied de ces montagnes, que le mercure était déjà
« descendu dans le thermomètre de Réaumur à 9° au-
« dessous de zéro.

« Les vents étaient au nord plein ; il était tombé, les
« jours précédents, une assez grande quantité de neige ;
« aussi, à mesure que nous nous élevions sur la mon-
« tagne, le froid déjà très vif, augmentait sensiblement
« et progressivement, au point que les hommes et les
« animaux perdaient l'équilibre, tombaient sur le
« chemin, et plusieurs étaient entraînés sur sa pente

---

(1) Larrey, Mémoires et campagnes, etc.

« rapide par un tourbillon épais de grésil ou de neige;
« quelques-uns, perclus par le froid, restaient sur les
« bords de la route, sans pouvoir se relever; l'artillerie
« volante et la cavalerie furent obligées de s'arrêter
« au milieu de la montagne, sur un plateau assez
« spacieux, par l'impossibilité où elles étaient de
« gravir l'autre moitié de la Guadarrama; il fallut
« attendre au lendemain, époque où la température
« s'éleva de quelques degrés. Dans cette situation pé-
« nible, il fut encore difficile de se procurer du bois :
« lorsqu'on trouva le moyen de faire quelques feux
« de bivouacs, ces feux furent plus nuisibles qu'utiles
« à nos soldats.

« En effet, tous ceux qui, sans précaution, présen-
« tèrent brusquement leurs pieds et leurs mains à l'ac-
« tion du feu, furent frappés tout à coup de gangrène,
« de congélation, plus ou moins profondes, tandis que
« cette modification ne se présenta chez aucun des mi-
« litaires qui ne s'étaient point approchés du feu. L'un
« des soldats de notre ambulance, ayant eu la main
« droite saisie par le froid, en gravissant la montagne,
« se présenta précipitamment au feu d'un bivouac,
« et fit chauffer sa main de très près. Au même instant,
« elle s'enfla prodigieusement, et à l'instar de la pâte
« qu'on met dans un four très chaud. Lorsqu'il rejoi-
« gnit l'ambulance quelques heures après, sa main se
« trouva totalement sphacélée; il fallut en faire l'extir-
« pation à l'articulation radio-carpienne. Ce fait,
« ajoute le baron Larrey, justifie l'opinion que j'ai
« émise dans mon mémoire sur la gangrène sèche
suite de congélation (1). » Cette maladie se trouve dé-

---

(1) Ouvrage cité, tome 3, pag. 60.

terminée par une présentation trop précipitée des parties engourdies à un feu ardent ou par l'élévation trop brusque de la température environnante. Nous avons complétement transcrit le passage ci-dessus cité, non-seulement pour démontrer qu'en certains lieux de l'Espagne, le froid pouvait être aussi marqué qu'en plusieurs autres parties plus nord de l'Europe ; mais encore pour faire présumer les précautions les plus propres à éloigner la grande disposition qu'il donne à la gangrène par congélation, et pour aussi prouver qu'il qu'il ne doit y avoir que des nécessités commandées par l'honneur et pour le salut d'un grand nombre qui puissent, comme en cette circonstance de *très glorieuse mémoire*, forcer des chefs sages à faire exécuter des mouvements si difficiles et si périlleux en de telles occurrences.

L'habitude peut faire résister au froid ; aussi, en général, nos soldats et ceux des pays plus nord ont-ils moins à redouter en Espagne et en Afrique (1) les affections que

---

(1) Dans l'Algérie le climat est en général sain ; il tient, suivant les époques, de celui de la zone torride et des zones tempérées. L'année peut s'y diviser en trois saisons : première, ou *printemps*, qui est douce, agréable ; elle règne durant les mois de *mars*, d'*avril, de mai* et de *juin* ; seconde, ou *été*, qui se prolonge jusqu'au mois de novembre ; elle est celle des extrêmes chaleurs, qui la rendent la plus défavorable à la santé des Européens ; la troisième, ou *hiver*, a beaucoup de rapport avec l'automne de nos contrées, on pourrait l'appeler la saison des pluies qui, assez fréquemment, sont très abondantes ; aussi arrive-t-il de voir quelquefois de petits ruisseaux se gonfler et devenir des torrents qui, avec rapidité, submergent les plaines. Les pluies durent généralenent *depuis décembre jusqu'à la fin de février* ; cependant on compte quelques beaux jours intercurrents. D'après l'état de la température et de ses influences en Afrique, c'est donc vers la fin de la

donne l'abaissement de la température que celles qui sont causées par les vicissitudes atmosphériques, ou par la chaleur excessive; mais une chose qui ne devrait jamais être oubliée, surtout par l'homme de guerre, c'est que le froid excessif, même prolongé, est moins à craindre que le refroidissement immédiat, et que la chaleur est moins à redouter qu'un échauffement subit.

Quel que soit le pays où le froid se fera sentir, soit à cause de la saison, soit par suite de l'élévation des lieux, il produira donc le même effet que dans les régions où la température est ordinairement basse; la physique nous l'apprend : considéré d'une manière absolue, son effet est identique partout. En somme, quand il est modéré, le froid est tonique; il augmente l'énergie des fonctions organiques en enlevant au corps une partie de son calorique ; mais s'il en soustrait trop, ou s'il agit sur des personnes faibles ou non habituées à son action, son influence devient nuisible, le surcroît d'excitation qu'il cause, la durée de réaction qu'il exige, consomment les forces et exposent l'homme, s'il est vigoureux, à une série d'affections inflammatoires, s'il est faible, aux maladies asthéniques.

Son action peut même tout à coup détruire nos

---

troisième saison, et pendant la première moitié de la première, qu'il convient d'expédier les troupes de France en Algérie, et il sera convenable de faire rentrer en France les sujets affaiblis ou convalescents, pendant le dernier mois de la première ou dans les premiers jours de la seconde. En agissant ainsi, on assurera la vie de bien des hommes.

organes, si, d'une manière trop prompte, il leur soustrait leur calorique.

§ 111. — *Des Vents.*

L'air, étant un fluide élastique compressible, doit nécessairement être agité par des mouvements continuels ; ce sont ces mouvements de l'air dont la direction varie, comme les nombreuses causes qui les déterminent, qui nous rendent plus ou moins sensibles
ces agitations atmosphériques appelées *vents*.

Par ces agitations, l'air lui-même se transporte en
certaine quantité d'un lieu dans un autre avec une
vitesse plus ou moins grande, et dans une direction
plus ou moins prolongée : l'observation a fait connaître que la direction des vents est tout à fait relative
aux latitudes, à l'élévation ou à l'abaissement des lieux,
aux saisons et aux heures du jour sidéral. Dans la Péninsule, principalement à quelques distances de la mer,
les vents sont très variables ; le grand nombre des montagnes qui couvrent ce pays et les mers qui le baignent
dans presque toute sa circonférence, expliquent aux
physiciens ces irrégularités nombreuses dans les courants de l'air.

Toutes les personnes qui ont parcouru les pays mon-
tagneux, savent bien que le même vent qui ne se fait
sentir que faiblement dans une plaine large et décou-
verte, devient plus froid en passant par une gorge de
montagnes, et que c'est précisément au-dessus de cette
gorge qu'il agit avec le plus de violence. Ces circonstances relatives à la direction de l'air, sont surtout
importantes et dignes d'être prises en considération
par les chefs du soldat, quand il s'agit de choisir un
lieu de bivouac ou de halte. Le manque d'attention

sur ce point a quelquefois été la cause de la perte de bien des braves et souvent celle de la réduction subite d'un corps d'armée, par le grand nombre de malades que produisait l'influence d'un vent qui, presque toujours à une très petite distance du lieu où l'on s'arrêtait, loin de causer un effet nuisible, n'aurait été que favorable à la santé du soldat. On devra toujours se souvenir que c'est principalement lorsque l'homme s'arrête que l'influence du vent pourra lui devenir funeste, si tandis qu'il transpire encore, il a l'imprudence de se découvrir, de tirer son habit, son col, etc.

Comme presque partout, c'est aussi à l'époque des équinoxes, qu'en Espagne les vents sont le plus impétueux ; dans la partie méridionale, en Andalousie et spécialement à Cadix, lorsque le *solano* souffle, ce vent qui vient des plaines brûlantes de l'Afrique, n'ayant pu perdre sa chaleur intense, parce qu'il a eu une trop petite étendue de mer à parcourir, agit d'une manière très prononcée sur les étrangers, les habitans acclimatés et même sur les indigènes, qui très impressionables, comme on le sait, semblent en souffrir plus que les premiers; car il excite au dernier point toutes leurs passions, amène des accidens cérébraux, et les pousse trop souvent, surtout ceux qui ne sont pas arrêtés par le salutaire frein de l'éducation ou celui d'une piété réelle, à commettre des excès dans tous les genres. Ce vent de *solano* fait sentir son influence jusque dans les Castilles, mais avec beaucoup moins d'insensité, n'y arrivant qu'après avoir traversé diverses chaînes de montagnes.

À Madrid tour à tour, ce vent et celui du nord à certaines époques deviennent très sensibles par leur action alternative et brusque ; ils amènent de nombreuses vicissitudes atmosphériques particulièrement funestes à l'étranger. Ces changements de température le disposent à une affection, dite *colique de Madrid*, qu'à tort on a crue particulière à cette capitale, et ils causent à tous les habitants des maladies graves des organes de la respiration.

Lorsque le vent d'est règne violemment ou assez longtemps pour amener sur les localités situées au levant, et les plus voisines de la Méditerranée, les brouillards de cette mer, les pores de la peau se resserrent, et le tempérament devient si irritable, que les étrangers qui ont vécu à Barcelonne disent que durant cette influence, les meilleurs amis même doivent s'observer dans la manière de s'accueillir.

Dans les provinces nord et ouest, les vents y sont assez irréguliers, ceux qui soufflent le plus souvent sont ceux du sud et sud-ouest, du nord et nord-ouest. Par leurs conversions subites et par leur extrême impétuosité, ils sont souvent nuisibles aux personnes délicates et impressionnables qui habitent ces points.

Terminons ce que nous avions à dire sur les vents, en rappelant que les batiments élevés et les montagnes les réfléchissent, comme ils réfléchissent la lumière, la chaleur, et qu'alors ils font éprouver une augmentation ou diminution de froid, suivant mille circonstances dont l'examen est particulièrement du ressort de la physique. Ces variations de température, dues aux vents modifiés dans leurs courants par la disposition même des lieux devaient être très sensibles et très fréquentes en Espagne ; aussi, est-ce pour cette raison que les Castillans en toute saison portent un manteau, et beaucoup d'entre eux des ceintures de soie sur l'abdomen. L'ex-chirurgien en chef de la garde dit, que durant son séjour à Madrid : « Il a vu que les Espa- « gnols qui se dépouillaient de leur manteau et qui

« voulaient adopter le costume français étaient atteints
« aussi vite de la colique que nos compatriotes (1). »

De l'influence de l'électricité.

L'influence de l'électricité atmosphérique sur l'homme s'observe particulièrement en Espagne, et cela doit être ainsi puisque dans la plus grande partie de cette contrée, le climat est sec et chaud ; la conformation du terrain et les diverses matières minérales qu'il renferme sont encore des circonstances favorables au développement et à l'action de ce fluide impondérable. C'est surtout dans les provinces méridionales et dans celles du centre, lorsque le temps est orageux et l'atmosphère bien surchargée d'électricité, que l'organisme éprouve des perturbartions fâcheuses, plus ou moins considérables, perturbations bien fréquentes et plus sensibles sur les individus doués d'une susceptibilité

---

(1) Sur les côtes d'Alger, les vents les plus fréquents sont ceux du nord et nord-ouest ; ils règnent assez généralement depuis novembre jusqu'en avril ; ceux du sud et du sud-est soufflent moins souvent. Les plus rares sont ceux de l'est. Le vent du désert que les Algériens appellent *Khampsin*, les Arabes Semounne, souffle bien plus souvent dans le nord de l'Afrique qu'en Espagne, il agit sur tous les habitants, particulièrement sur les étrangers septentrionaux, d'une manière bien plus prononcée qu'à Cadix.

A Alger, lorsqu'on voit une espèce de brouillard venir voiler le petit Atlas, que chacun éprouve une chaleur insupportable, qu'on étouffe pour ainsi dire, personne ne s'y trompe : c'est le vent du désert qui arrive, l'instinct encore plus que la raison vous le dit, et pousse hommes et animaux à chercher promptement un abri : car le khampsin a un souffle étouffant, il empêche de respirer facilement.

Sa durée n'est ordinairement que de 24 heures, et son apparition n'a le plus souvent lieu qu'en septembre.

nerveuse très prononcée et sur les personnes blessées ou atteintes de maladie.

Si malheureusement nous ne possédons pas de moyens bien directs pour neutraliser cette influence électrique, du moins nous pouvons affirmer que c'est principalement lorsqu'on se trouve sous son action, que la rigoureuse observation de toutes les lois hygiéniques devient indispensable, car si elle ne la fait pas éviter, il est incontestable qu'elle conduit à y résister davantage.

Il ne peut entrer dans nos vues de nous occuper ici des moyens que fournit la physique, pour préserver les édifices et ceux qui les habitent de la percussion de la foudre, mais, en passant, nous dirons au soldat, lorsqu'il sera surpris par un orage, de ne jamais se mettre à couvert d'un arbre; sous un tel abri, le péril devient imminent et presque toujours inévitable, si surtout l'arbre se trouve en plaine et un peu éloigné de plusieurs autres moins élevés, ou s'il se trouve situé sur un plateau large et dominant.

Influence du soleil.

D'après les raisons de climat et de situation des lieux qui nous occupent, nous pourrions présumer, ce que notre propre expérience nous permet d'affirmer, que principalement depuis l'équinoxe du printemps jusqu'à celui de l'automne, plus on marche vers le sud-est et le midi de la Péninsule, plus les rayons du soleil sont ardents, et que leur action est encore d'autant plus grande et souvent plus pénible, que le pays se trouve dépourvu d'arbres, et son sol d'une nature plus propre à réfléchir les rayons solaires ou à les réfracter.

Il faut donc, toutes les fois que l'on s'expose à leur

ardeur, prendre autant que possible les soins et les précautious que nous indiquerons en parlant des vêtements, afin d'éviter les inconvénients morbides qui peuvent résulter de l'exposition prolongée à la chaleur solaire (1).

Influence de la lune.

Quoique plusieurs médecins aient pensé que l'influence de la lune en certaines occasions n'était pas moins à craindre que celle du soleil, nous oserons dire que nous ne partageons pas entièrement leur opinion, et que l'on a sans doute trop souvent attribué à l'action de cette planète ce qui est plutôt directement dû aux vicissitudes de l'atmosphère, ou à quelque autre cause échappée à l'observation.

Cependant nous ne refuserons pas à l'astre des nuits quelque influence sur la périodicité des maladies et sur l'organe de la vue; quand ses pâles rayons sont longtemps et principalement refléchis par des corps d'un blanc éclatant.

Du Casernement.

En pays étranger et en campagne, lorsque les troupes doivent toujours être en alerte, soit pour l'attaque, soit pour la défense, elles n'occupent pas les casernes. Pour plus de sûreté et plus de promptitude dans les opérations, on préfère camper ou tenir le soldat au bivouac.

Cependant on caserne les troupes lorsque les corps

---

(1) Ce que nous venons de dire de l'influence de l'électricité et du soleil en Espagne, peut se dire tout à fait de la même influence en Afrique.

d'armée se trouvent seulement en observation, lorsqu'ils prennent leurs quartiers d'hiver ou qu'ils sont
destinés à se renfermer dans une place, soit pour en
faire la défense contre l'ennemi ou y maintenir l'ordre, soit pour se remettre de fatigues prolongées, soit
pour se réorganiser après avoir éprouvé plus ou
moins de pertes.

Dans ces circonstances, s'il n'y a déjà sur des points
convenablement choisis des édifices spécialement
distinés au logement des militaires, l'administration
s'entend alors avec les principales autorités du lieu
pour qu'on mette à sa disposition les bâtiments les
plus susceptibles d'être convertis en casernes. Si les
logements livrés ne sont pas vastes et s'il ne sont pas
situés sur des lieux élevés, bien aérés, découverts, un
peu éloignés des bords de la mer et loin des marécages, alors il sera plus avantageux de ne point accepter
ces bâtiments et de baraquer les troupes, soit sur une
place, soit lorsque la sûreté le permet, à peu de distance de la ville, sur un point judicieusement choisi.
Cette manière de faire sera toujours préférable à celle
qui conduirait à placer les hommes fatigués dans
des maisons mal distribuées, humides et faciles à s'in-
fecter.

Lorsqu'on n'a point le choix, et que les circonstances forcent à occuper des lieux bas et humides, tous
les hygiénistes penseront avec le savant chef d'état-
major Moreau de Jonnès qu'il sera moins désavanta-
geux « de loger le soldat dans des maisons en bois,
« plutôt que dans celles qui sontconstruites en pierres
« et dont les murs suintent sans cesse (1). »

---

(1) *Essai sur l'hygiène militaire des Antilles.* Paris, 1816.

Plusieurs principes généraux relatifs au choix, à la disposition des casernes et à leur police trouvent ici leur place: ne pouvant mieux faire, nous transcrirons ceux qui sont consignés dans la thèse du docteur Horeau, pharmacien breveté des armées (1).

« Il importe, 1° que les casernes soient autant que
« possible isolées des autres habitations et situées dans
« les places de guerre non loin des remparts; 2° le ter-
« rain qui les supporte doit être élevé, sec, exposé à
« tous les vents et à tous les aspects du soleil; s'il était
« bas et humide, on remédierait à cet inconvénient,
« d'une part, en exhaussant les rez-de-chaussée, et de
« l'autre, en prévenant l'accumulation des eaux et en
« assurant leur libre écoulement à l'aide de pavés
« solides et de pentes convenablement disposées ; 3°
« des cours spacieuses circonscrites par les bâtiments
« et par les grilles permettront d'assembler la troupe,
« de faire les inspections, d'exécuter les exercices, et
« offriront aux soldats des promenades agréables ou
« des avenues pour les jeux gymnastiques; 4° de larges
« et faciles escaliers, des corridors spacieux bien aérés,
« des chambres de seize à vingt lits garnies de croisées
« opposées assez larges et assez élevées pour que cha-
« que homme y jouisse d'environ cinq mètres cubes
« d'air , assureront la libre communication et l'habita-
« tion salubre de toutes les parties de l'édifice ; 5° les
« latrines médiocrement éloignées des chambres, doi-
« vent aboutir à des courants d'eau qui entraînent les
« immondices , ou être construites sur le modèle des
« fosses mobiles et inodores dont l'usage commence

---

(1) *Essai sur l'hygiène militaire*, pag. 125 et 126 (Paris, 1828, n° 133.)

« à se répandre, et qui sont adoptées avec de grands
« avantages dans quelques hôpitaux et notamment
« au Val-de-Grâce à Paris; 6° il importe à la discipline
« que les casernes soient fermées, que la troupe puisse
« y être tenue isolée du reste de la population et ras-
« semblée sous les yeux de ses chefs qui tous doivent
« loger avec elle : de cette manière le régiment forme
« une famille plus unie, l'esprit de corps qui s'y déve-
« loppe devient plus énergique ; 7° l'étendue des ap-
« partements doit être bien calculée; trop grands, ils
« sont difficilement tenus; trop petits ils ont l'incon-
« vénient de trop disséminer les hommes et de rendre
« la surveillance plus pénible et moins efficace ; les
« caporaux doivent habiter avec les soldats; les sous-
« officiers, dans des chambres voisines; les officiers,
« près de leurs compagnies, et les officiers supérieurs,
« dans des pavillons destinés à cet effet. »

Tout ce qu'on vient de lire se rapporte particulièrement aux casernes de garnison; mais on doit tâcher
d'en faire l'application aux casernes temporaires.
La discipline y gagnera toujours et, par conséquent
la santé du soldat.

L'expérience n'a-t-elle pas démontré, et celle de nos
vétérans est là pour l'affirmer, «*Que toutes choses égales d'ailleurs, les corps les mieux disciplinés sont ceux
qui, dans un temps donné, comptent le moins de décès?*»

Ajoutons qu'autant que possible, il devra y avoir
dans une chambre un aussi grand nombre de lits que
d'hommes ; que chaque lit devra être garni d'un ma-
telas, ou au moins d'une paillasse récente, et d'une
couverture de laine ou de fort coton préablement bien
lavée ou éventée.

Chaque matin, les fournitures du lit devront être
remuées et quelquefois exposées à l'air libre.

Les casernes doivent être balayées, arrosées, lavées et souvent blanchies à la chaux; des fumigations, des arrosements chlorurés doivent être faits au moins une fois la semaine, et fréquemment répétés, s'il existe parmi les troupes ou dans leur voisinage des maladies épidémiques et contagieuses.

Les terrains qui avoisinent les casernes doivent être nettoyés à la plus grande distance possible.

Chaque soldat, dans son intérêt particulier, doit rigoureusement veiller à leur propreté.

Des Camps.

Il n'est pas nécessaire de le dire, plusieurs des considérations précédentes sont applicables au choix de l'emplacement des camps et à leur police. Les troupes ne campent que lorsqu'elles doivent prolonger plus ou moins leur séjour dans les environs du même lieu. A cause même de la prolongation de ce séjour, trop de précautions ne peuvent être prises relativement au choix du terrain. Tout ici doit être apprécié, sa hauteur, ses dimensions de surface, son exposition, sa sécheresse, son humidité, son voisinage ou son éloignement des sources, des ruisseaux, des rivières, des marécages, et ce n'est qu'après l'examen attentif des lieux, par les officiers d'état-major du génie et par les officiers de santé inspecteurs, que la détermination de l'établissement doit être prise.

Lorsque rien ne s'y oppose, c'est toujours sur un plateau élevé, aéré, découvert et surtout loin des marécages, que l'on devra asseoir un camp. Les baraques devront être préférées aux tentes: nous n'en ferons pas ressortir ici tous les avantages; les vieux soldats les connaissent fort bien; les jeunes, riches de l'expérience des premiers et bientôt de la leur, ne tarderont pas à les apprécier, et sauront toujours gré à la sollicitude de leurs chefs de n'avoir jamais rien négligé pour leur faciliter ce genre d'habitation le plus salubre que puisse avoir le soldat campé.

Il est indispensable d'avoir égard à la direction des vents qui dominent et à la nature des terrains parcourus par leurs courants, lorsqu'on décide la situation d'un camp, et surtout lorsqu'on détermine les ouvertures des barraques ou des tentes; à moins de motifs particuliers rangés parmi les éventualités de la guerre, c'est presque toujours du nord au sud que l'on dirige la plus grande longueur des corps de logis, les fenêtres s'ouvrant parallèlement à l'orient et à l'occident. Les abattoirs et les latrines doivent être placés un peu éloignés dans la partie nord du camp, ou dans la région des autres airs de vents qui fournissent le moins de courants : les fosses devront être profondes, garnies d'appuis solides; chaque jour on fera jeter une couche de terre de plusieurs pouces (*deux ou trois*) sur les matières qui y ont été déposées dans les 24 heures; lorsque la fosse sera à moitié ou aux deux tiers remplie, on achèvera de la combler, ayant préablement pris le soin d'en ouvrir une autre.

Tous les jours le soldat remuera, rassemblera en tas et exposera à l'air, la paille sur laquelle il repose; la négligence de cette précaution laisserait s'y loger plusieurs milliers d'insectes parasites; de plus, s'échauffant bien vite, ce résidu végétal ne tarderait pas ainsi à devenir un foyer très actif d'infection. Cette paille devra être renouvelée aussi souvent que possible, et brûée immédiatement. Mieux vaut que le soldat s'en passe, que de lui laisser la même couche plus de huit à douze jours (1).

Au fur et à mesure que les moyens de communications deviennent plus faciles entre et sur les divers points que nous occupons en Algérie, il nous semble que l'administration de la guerre pourrait, sans même augmenter d'une manière sensible les dépenses du matériel de campement, faire fournir à chaque soldat habitant les principaux camps, le moyen de couchage simple et commode appelé en marine *hamac;* nous osons même affirmer que ce moyen adopté amènerait une diminution sensible dans le nombre des malades et dans la gravité des maladies; que cette fourniture qui, pour les premiers mois, paraîtrait charger le chiffre des dépenses, serait pour l'avenir, la raison certaine d'une bonne et louable économie.

Le soldat, suivant l'occurrence, élèverait plus ou moins au-dessus du sol sa simple mais très salutaire couchette, et le manteau ou la capote militaire deviendrait alors un vêtement de nuit, éminemment essentiel, en servant avec le hamac à isoler l'homme du sol et à le couvrir convenablement.

Nous ne nous arrêterons pas à faire ressortir tout les avantages hygiéniques que l'on pourrait retirer de l'application d'un tel système; ils sont trop évidents pour que tous les bons esprits, même les plus étrangers à la science du médecin, n'en sentent pas toute

____

(1) Rien ne justifie mieux la recommandation de notre confrère, que les résultats de l'hygiène à bord des vaisseaux de l'État, toutes les fois qu'une application raisonnée de ses lois peut en être faite.

l'importance : ne devrait-on même n'en retirer que l'avantage inappréciable de donner au soldat la possibilité de se déshabiller quelquefois, et de tenir sa personne et ses vêtements plus facilement propres, que cela devrait suffir, pour ne pas différer d'en essayer l'usage (1), nous corroborerons surtout cette dernière assertion en répétant avec M. Horeau, que c'est principalement dans les camps que les soins de propreté doivent êtremis en pratique.Là où tant d'hommes sont réunis, une sévérité extrême dans l'exécution de tous les préceptes de l'hygiène peut seule prévenir l'invasion des maladies.

Des Bivouacs.

Si pour les camps, les hommes de guerre ont trouvé que les tentes étaient loin de leur fournir un genre d'habitation salubre et commode, on aurait pu croire qu'en marche, et durant le temps des opérations lorsque le soldat ne peut donner que quelques heures au repos, ce moyen de se couvrir eût pu leur paraître avantageux. Eh bien non ! avec raison ils ont pensé que l'abri d'une tente si étouffant en été, si peu propre à prévenir du froid en hiver, n'aurait-il pas ces désavantages, ne dédommagerait en aucune manière de la gêne attachée à son transport. Mieux vaut le bivouac, a dit le soldat courageux ! moins d'embarras; plus vite au combat; plus vite au poste de l'honneur ; et lui de préférer ce toit oblique de paille ou de feuillage, derrière lequel il se couche les pieds peu éloignés

---

(1) A mon retour du Levant, j'ai appris que sur quelques points de l'Afrique septentrionale on se servait du hamac, et que le soldat s'en trouvait bien.

d'un feu continuellement alimenté par les soins des camarades qui doivent veiller. Dans les saisons les plus rigoureuses, dans les pays même peu échauffés par le soleil, cet abri le préserve des atteintes du froid, lui suffit surtout quand les marches sont rapides ; ce toit élevé si promptement s'abandonne sans regret; ne trouvera-t-on pas presque partout le moyen de s'en construire un nouveau tout aussi magnifique?

Le choix du lieu destiné au bivouac n'est cependant pas sans importance. En y apportant autant que possible toutes les précautions indiquées pour les camps, on s'arrêtera de préférence sur la pente des collines ou des montagnes, à l'abri des vents extrêmes, pas trop loin des villages, s'il est possible, et dans le voisinage des courants d'eau, des fontaines et des bois, afin que plus facilement, le soldat puisse y aller chercher ce dont il a besoin.

Des Hôpitaux et Ambulances.

Tout ce qui a été dit sur l'attention judicieuse qu'on doit apporter à l'examen des bâtiments casernes, au choix des lieux où ils peuvent être élevés, au point jugé le plus convenable pour l'établissement d'un camp ; tout ce qui a été énoncé et le sera, sur la surveillance indispensable, dans les grandes réunions d'hommes, pour assurer l'exécution des moyens de propreté, et l'empoi de toutes les précautions propres à en diminuer l'insalubrité, doit être à plus forte raison observé pour les hôpitaux et les ambulances. Principalement pour ces lieux de secours, on ne doit point oublier que l'air pur et frais des sites convenablement élevés éloigne beaucoup de maladies, arrête les progrès de celles qui sont inévitables, et souvent seul décide les guérisons.

En temps de guerre, les hôpitaux n'attireront jamais trop l'attentive sollicitude de l'administration ; de leur bonne organisation dépend la vie d'un nombre immense de braves dont la conservation assure la possibilité et souvent le succès des opérations militaires.

Autant que possible, que l'on n'admette pas les hôpitaux par entreprise ; la rapacité ordinaire des entrepreneurs, surtout en campagne (quoique l'on puisse citer d'honorables exceptions), rend toujours incertaines les ressources des hôpitaux.

Le plus grand soin devra être apporté dans le choix du personnel ; qu'il soit dirigé de manière que la rivalité et le mauvais vouloir entre les chefs des divers services ne s'établissent pas ; que l'administrateur chargé de la surveillance et de la police des hôpitaux, soit un homme grave, habile, expérimenté, qui par conséquent, saura que la morgue ne tient pas lieu de capacités, et que montrer de la bienveillance, ce n'est pas montrer de la faiblesse.

Lorsque les édifices choisis ne sont pas assez nombreux, au lieu de les encombrer, ou d'entasser des hommes blessés ou fiévreux dans des maisons mal situées et mal distribuées, avec grand avantage on fera construire des baraques en planches dans lesquelles les soldats qui cessent d'être valides seront reçus. A Dresde, en 1813, des salles furent ainsi construites pour les blessés et les malades de la garde impériale, qui à peine s'y aperçurent des affections graves qui désolaient les hôpitaux. Ce fut aussi par des dispositions à peu près analogues que M. le baron Larrey, parvint en Espagne même, à *Valladolid*, à préserver un grand nombre de nos soldats de la fièvre d'hôpital (adynamo-ataxique)(1), qui épidémiquement se serait répandue dans tous les hôpitaux et dans toutes les maisons de Valladolid, s'il ne s'était empressé de faire isoler de nos troupes les Anglais malades et même ceux qui ne l'étaient pas.

Il ordonna la réunion des prisonniers malades dans un hôpital isolé des habitations, et fit consacrer à l'usage de ceux qui se portaient bien une caserne spacieuse, bien aérée et située hors de la ville.

RÈGLES GÉNÉRALES.

I.

Pour éviter avec plus de facilité l'encombrement, on doit veiller à ce que l'établissement des hôpitaux soit fait à l'avance, et proportionné au nombre des troupes qui se trouvent sur le terrain d'opérations.

II.

Approvisionner chaque hôpital, de la plus grande quantité possible de fournitures ; se servir de toutes celles que le pays peut offrir, afin de ménager celles de campagne.

III.

S'assurer un nombre suffisant d'infirmiers bien entendus, non étrangers, s'il est possible. Lorsque les circonstances forcent à les prendre dans les rangs des prisonniers, ou dans ceux de leurs compatriotes li-

______

(1) M. Larrey, ouvrage cité, page 267.

bres, ils ne devraient être définitivement acceptés par les directeurs des hôpitaux et commissionnés par les sous-intendants, qu'après avoir été soumis à l'inspection de l'un des officiers de santé en chef. En agissant ainsi, on serait moins exposé à avoir pour infirmiers des hommes insouciants et insensibles.

IV.

Assurer toujours un logement particulier aux blessés, séparer autant que faire se peut les divers autres genres de maladies, et réunir en une même salle tous les convalescents. La police de cette salle devra s'éloigner un peu de celle des malades et se rapprocher dans le même proportion de celle des chambres de la caserne.

V.

Ne point laisser entrer, que le moins possible, dans les hôpitaux, les militaires non malades, qui quelquefois souhaitent veiller ou visiter leurs camarades. Il n'en sera pas de même à l'égard des officiers supérieurs, qui ne peuvent jamais trop répéter leurs rondes dans ces établissements, car rien n'est plus propre à rendre la confiance au soldat malade, et à favoriser sa guérison que la visite de ses chefs; c'est le meilleur moyen de lui prouver qu'on ne l'oublie pas.

VI.

Laver à l'eau bouillante, arroser avec l'eau chlorurée, et blanchir à la chaux les salles qui auraient été habitées par des malades atteints d'affections contagieuses ou épidémiques.

Les mêmes précautions seraient prises dans la crainte de l'invasion d'une maladie de cette nature; et si l'infection devenait imminente, avec M. Moreau de Jonnès (1), nous conseillerons à tous les militaires, auxquels les devoirs imposent la nécessité de visiter les hôpitaux :

« De s'arrêter le moins possible dans l'atmosphère
« de ces lieux ; de s'abstenir de s'asseoir sur les lits,
« ou de toucher les malades; prendre avant de les vi-
« siter une petite quantité de liqueur spiritueuse ou
« d'aliments, et lorsqu'on termine son service, de se
« rincer la bouche et le nez ; nettoyer soigneusement
« toutes les parties du corps qui auraient pu être en
« contact avec la matière de la contagion; se laver les
« mains et le visage; changer d'habits ou les soumet-
« tre aux fumigations, et préférer (si les circonstan-
« ces climatériques le permettent), ceux qui ne sont
« pas de laine. »

Pour les officiers de santé, qui souvent dans la journée doivent visiter les malades, et quelquefois rester longtemps près d'eux, ces précautions seront gênantes quoique très utiles; je l'affirme, elles paraîtront à beaucoup un peu minutieuses. Aussi, en général, pour se préserver ne prennent-ils d'autres soins que de cracher et de se moucher fréquemment durant leur présence dans les salles.

Beaucoup de maîtres de la science soupçonnent que plusieurs maladies épidémiques se contractent principalement par les voies pulmonaires et cutanées : cette opinion, qui est aussi celle de M. *Devergie*, ex-professeur de chirurgie à l'hôpital militaire

____

(1) Ouvrage cité, page 79.

d'instruction de Paris, le porte à donner aux élèves le conseil de faire une marche d'une demi-heure en bon air, avant que d'entrer à l'hôpital. La réflexion et la pratique font reconnaître que ce conseil est l'un des plus avantageux à suivre, pour ne pas absorber promptement les miasmes délétères des salles. A ces simples précautions, le médecin militaire ajoutera peut-être quelquefois des frictions huileuses ; mais, à mon avis, le meilleur moyen pour ne pas craindre le danger et par suite l'éviter souvent, c'est de ne jamais le calculer lorsqu'on est appelé à l'insigne honneur de secourir ses semblables.

En hiver, suivant les lieux, principalement dans les provinces du centre et du nord, on ne peut se dispenser de chauffer les salles occupées par les malades.

L'usage espagnol est de se servir de petits bassins en cuivre (brazeros) remplis de charbon ; si l'administration adopte ce moyen de chauffage, qui ne m'a jamais paru avantageux, elle devra prendre le soin de bien recommander aux infirmiers majors de ne jamais laisser le brazero dans les pièces habitées, que lorsque tout le charbon sera complétement allumé ; l'emploi du bois et des poêles de fonte serait préférable, mais il demande aussi des précautions. On lit dans un des mémoires de M. Larrey, *campagne de Prusse*, page 13.

« Nos soldats voulant se soustraire à la violence du
« froid qui s'était déclaré tout à coup, s'enfermèrent
« dans des chambres fortement chauffées par les poêles
« de fonte en usage dans ce pays, plusieurs d'entre
« eux y furent asphyxiés.

L'auteur ajoute, page 16 et 17 : « comme le gaz carbo-
« nique est beaucoup plus pesant que l'atmosphère, il

« circule sur le plancher de la chambre où il se dé-
« gage à une hauteur relative à sa masse ou à sa quan-
« tité ; aussi, dans un des lieux où il y eut des accidents
« d'asphyxie, les soldats qui se trouvèrent le plus près
« du poêle, couchés sur le carreau et sur une petite
« quantité de paille, furent asphyxiés les premiers et
« le plus dangereusement.

« Le caporal de l'escouade, dont ces malheureux
« faisaient partie, échappa au danger avec trois au-
« tres soldats, parce qu'ils étaient couchés tous les
« quatre sur les lits ou les tables de la chambre, près
« des fenêtres et à une certaine distance du poêle : ils
« furent éveillés par les tambours qui battaient la
« diane; ils étaient alors engourdis et frappés d'un
« mal de tête violent. Un seul parvint à se lever et à
« ouvrir une fenêtre, l'air commençait à le ranimer,
« mais il fut saisi de terreur lorsqu'il vit que tous
« ses camarades ne répondaient pas à ses interpella-
« tions, et que ceux qui étaient couchés à terre sur la
« paille ne faisaient pas le moindre mouvement; il ap-
« pela du secours, quoique très faible lui-même, il se-
« coua ceux qui étaient sur le lit et eut beaucoup de
« peine à les tirer de leur léthargie; enfin les gens de
« la maison et d'autres soldats accoururent à ses cris.
« On s'empressa d'ouvrir les portes, les fenêtres, on
« appela les médecins, qui donnèrent à ces infortu-
« nés tous les secours de leur art ; plusieurs furent
« rappelés à la vie. »

Autant que possible, en été, quelle que soit la
chaleur, lorsque les malades ne se trouveront pas
en trop grand nombre dans les salles, il sera toujours prudent pendant la nuit d'en fermer les fenêtres, surtout celles près desquelles quelques blessés
ou opérés pourraient être couchés; j'ai souvent vu,

par ce manque de précaution, des malades, des blessés particulièrement, qui donnaient les plus grandes espérances d'un rétablissement prompt, succomber en peu d'heures ou en peu de jours à des accidents graves consécutifs, déterminés par l'influence d'un courant d'air dans lequel ils se trouvaient durant leur repos. En Espagne, dans les lieux où la colique est endémique, cette seule influence prolongée détermine *celle dite de Madrid*, et à Bône, dans l'Algérie, il n'en faut pas davantage pour décider chez un convalescent une récidive de fièvre, qui n'est que trop souvent funeste.

Des Ambulances.

Les ambulances sont des hôpitaux qui suivent les corps d'armée dans leurs mouvements ; elles sont toujours établies dans le voisinage du champ de bataille, derrière les rangs, sous une tente quelquefois, et le plus souvent en plein air. Dans les temps de nos dernières guerres, notre célèbre Larrey, pour rendre plus prompts les effets de son art réparateur; surtout, pour en cas d'échecs, ne pas laisser nos honorables blessés à l'ennemi, organisa un service accéléré de secours qui reçut le nom d'*Ambulances volantes*, et qui, à la satisfaction générale et à l'honneur immortel de nos chirurgiens militaires, justifia complétement sa dénomination. Les ordres du jour de plusieurs de nos généraux, et les souvenirs de plusieurs braves enlevés du champ de carnage en font foi.

Ces ambulances allaient jusque dans les rangs secourir les blessés, les enlevaient immédiatement du champ de bataille, pour les déposer avec célérité en des lieux plus sûrs.

Les ambulances ordinaires de chirurgie attachées aux divisions, doivent être composées d'un chirurgien-major, de deux aides-majors et de six ou huit sous-aides, d'un médecin adjoint et de deux pharmaciens; elles doivent constamment suivre le quartier général du corps dont elles font partie.

L'emplacement de l'ambulance de première ligne, qu'il y ait ou qu'il n'y ait pas à la disposition du corps d'armée d'ambulance volante, doit être au moins à 30 toises du lieu d'opération des troupes.

Ce sera toujours du général, qu'avant une affaire, le chef de l'ambulance devra recevoir la désignation du lieu où il doit s'établir, et ce lieu sera ensuite indiqué aux régiments, afin qu'ils sachent où leurs blessés doivent être transportés.

Si l'engagement devait être général, toutes les ambulances divisionnaires doivent communiquer avec celle que dirige en personne le chirurgien en chef; et surtout avec les lieux où les hôpitaux temporaires ont été ou seront établis (1).

Les hommes légèrement blessés seront gardés au régiment et pansés par leurs chirurgiens. Tous les autres devront être portés aux ambulances de leur division; ils seront de suite pansés et opérés s'il y a

---

(1) Aussi bien, et peut-être encore mieux que pour les camps, la possession d'une certaine quantité de hamacs, dans les hôpitaux temporaires, serait d'un grand secours; ils serviraient à coucher les fiévreux, et les blessés dont la nature des plaies n'obligerait point l'application d'appareil compliqué, ni de situation particulière, comme moyens curatifs; il en résulterait l'avantage immense de pouvoir, en faveur des hommes opérés ou gravement blessés, disposer d'un plus grand nombre de fournitures de lits, qu'on possède toujours en trop petite quantité, quand les hôpitaux temporaires se multiplient sur une même ligne.

lieu, puis, immédiatement évacués sur les divers hôpitaux établis pour les recevoir (1).

Dans ces établissements, le service se régularise un
peu plus facilement; mais dans les ambulances
comme dans les hôpitaux, les malades seront toujours
promptement classés, couchés, secourus et alimentés,
si les chefs sont habiles et les subalternes encouragés;
car alors chacun avec zèle s'occupe de remplir sa
tâche honorable.

SECOND ORDRE.

DES CHOSES QUI S'APPLIQUENT A LA SURFACE DU CORPS (APPLICATA).

Des Vêtements.

Les variations de l'air et la civilisation ont rendu
les vêtements d'une indispensable nécessité. Nulle part
l'homme ne peut vivre longtemps dans un état de
parfaite santé s'il n'est couvert; l'influence des agents
atmosphériques ne tarde pas à déterminer chez lui
des modifications funestes dans les fonctions organiques, et souvent des altérations profondes, des paren-
chymes qui terminent brusquement la vie, ou qui la
rendent plus pénible et plus courte.

---

(1) De ces précautions dépendent, pour les corps d'armée, le
salut d'un grand nombre d'hommes aguerris et pour la science,
beaucoup de glorieux résultats que mille éventualités funestes
ne viendraient plus enlever au génie chirurgical des médecins
des armées françaises.

Pour le militaire, le choix du vêtement doit être rigoureux; les devoirs nombreux et variés de sa profession, l'exposent principalement en campagne, à toutes les intempéries de l'air, et dans l'intérêt des opérations militaires, comme dans l'intérêt de l'homme lui-même; certes, ce n'est pas trop de prévoyance que de lui fournir d'avance tous les objets d'habillement les plus propres à lui faire éviter l'action préjudiciable des changements de température.

L'habillement du soldat devra donc varier plus ou moins, suivant la contrée où l'appellera son service; celui de toile, cependant, ne lui conviendra sous aucun climat : en Egypte, où, contre l'avis de notre célèbre baron, on voulut d'abord en faire usage, le militaire ne tarda pas à éprouver tous les funestes effets de la répercussion de la transpiration cutanée. En cette contrée particulièrement (1), l'humidité froide de la nuit étant très intense, l'habillement de toile ne garantissait pas suffisamment l'homme, et le refroidissement de la peau fut une des causes qui contribua le plus à rendre presque tous nos soldats ophthalmiques. Plusieurs milliers de ces Egyptiens (c'est ainsi que les appellent aujourd'hui, par respect, nos jeunes soldats), perdirent même complétement la vue. Durant les dernières

---

(1) Dans tout le Levant, le froid humide des nuits est principalement dû à la rosée ou serein qui n'est autre chose que l'humidité dont l'air est chargé, quelques heures après le coucher du soleil, cette humidité est toujours plus sensible lorsque le vent soufle du sud-est. En Afrique et dans le midi de l'Espagne, on éprouve aussi assez fréquemment les effets de ce phénomène. Comme les précautions hygiéniques propres à les combattre rentrent dans celles indiquées contre les variations atmosphériques en général, nous pensons tout à fait inutile de revenir sur ce sujet.

campagnes d'Espagne et la campagne d'Afrique (1830), on n'a pas eu à déplorer de pareils malheurs : l'expérience de notre savant chef et maître n'a point été dédaignée, ses conseils ont été suivis, et des précautions hygiéniques analogues à celles qui furent prises en Egypte, quand on fut bien forcé d'en reconnaître l'utilité n'ayant point été négligées dès le principe, l'armée a dû nécessairement être préservée des maux qui accablèrent les Français régénérateurs du berceau des sciences et des arts. Honneur donc au savoir, et gloire aux chefs civils et militaires qui savent le protéger, le soutenir, lui rendre hommage.

Pour l'Espagne et pour l'Algérie, en donnant au soldat un équipement aussi léger que possible, parce que les marches y sont difficiles, on fera bien cependant de ne pas omettre de fournir au fantassin une longue capote, et au cavalier, un manteau ; le jour, lorsqu'on fait une halte, ces vêtements peuvent être déployés et soutenus en forme de tentes. En rompant les rayons du soleil, ces tentes improvisées mettent à l'abri de son action, et donnent de la fraîcheur à l'air ; la nuit, pour éviter le refroidissement, ces vêtements servent encore d'enveloppes faciles et commodes. «Ainsi, dit avec rai-
« son *le célèbre chirurgien de la garde impériale*, se
« justifie l'emploi du manteau dans les costumes grecs
« et romains, en Espagne, et chez les nations où l'u-
« sage en a été conservé. »

Le soldat devra en outre être pourvu d'une veste ronde à manches (veste de petit uniforme, convenable pour les corvées faites le jour), d'un habit carré, mais plus soigné dans sa façon qu'il ne l'est ordinairement.

Autant que possible, on ne livrera pas aux troupes des chemises passées en couleur, car le dépôt plus ou moins considérable de la partie colorante qui se fait sur la peau, altère les fonctions de cet organe et dispose l'homme à devenir malade.

Sous tous les climats et dans toutes les saisons, il sera bien, et c'est une conséquence de ce que nous venons de dire ci-dessus, de ne faire entrer dans la tenue du militaire aucun autre vêtement de lin que les chemises et les guêtres; chacun lesait, mais répétons-le au soldat, les vêtements de toile sont bien plus vite pénétrés que ceux de laine et de coton par le calorique de l'atmosphère et par celui du corps; ils sont plus promptement imbibés d'eau et de sueur, traversés par la pluie et mouillés par la rosée; il en résulte, si l'on se trouve exposé à l'action d'un courant d'air frais et rapide, un froid subit et trop souvent funeste.

L'une des plus importantes précautions à prendre en pareilles circonstances, quel que soit le tissu du vêtement que l'on porte, c'est de ne jamais, autant que possible, le laisser refroidir et sécher sur soi; ce soin est bien plus impérieusement commandé, si c'est par l'eau de mer ou l'eau des rivières que l'habillement se trouve traversé. Les ceintures de flanelle, les gilets à manches de même tissu, comme à la plupart des hygiénistes nous paraissent les meilleurs moyens à employer pour empêcher l'évaporation trop rapide de la transpiration et pour préserver ainsi les militaires de plusieurs maladies graves : mais nous devons aussi prévenir qu'on ne peut, sans extrême danger pour la vie, chercher à perdre l'habitude de porter les tissus de laine sur la peau. La difficulté de les supporter durant les plus grandes chaleurs ne peut autoriser une pareille imprudence. En Espagne même, j'ai vu plusieurs jeunes Français succomber en peu de jours à des affections de poitrine pour l'avoir commise (1).

De la Coiffure.

Toutes les coiffures militaires sont fixées par des règlements, elles varient pour chaque arme par la nature, la forme, et l'arrangement des matières qui entrent dans leur composition. Il ne me semble pas que ce soit ici le lieu de discuter bien au long les avantages et les désavantages qu'elles présentent; nous nous bornerons à énoncer les généralités suivantes : la coiffure du soldat devrait toujours être confectionnée avec les matières qui conduisent mal le calorique, telles que le feutre et le carton ; la moindre réflexion fait apprécier le motif de cette préférence, la même raison et celle de l'économie doivent conduire à y ajouter le moins possible les ornements métalliques. Le cuir, lui-même, non préparé, ne devrait y entrer que dans les plus petites proportions, enfin le couvre-chef des soldats devrait-être, pour toutes les armes, confectionné de manière à réunir à une forme élégante et guerrière, une élasticité propre à décomposer la percussion de tous les corps vulnérants et à amortir les coups d'armes blanches.

Pour l'époque, de toutes les coiffures militaires, le shako est celle qui nous paraît réunir les plus avantageuses conditions; il importe qu'il soit un peu élevé, qu'il ne soit pas trop large à la partie supérieure, ni

---

(1) Les Castillans savent si bien par expérience que le refroidissement de la peau du ventre donne des maladies abdominales, que presque tous portent des ceintures de soie tournées en plusieurs doubles sur les téguments de cette région.

trop étroit à l'entrée de sa coiffe; car, d'une part,
il tiendrait difficilement sur la tête, de l'autre, ils exer-
cerait sur la_ peau du crâne une compression fâcheuse.

Percy rapporte avoir vu des dragons, à la suite d'une
manœuvre un peu longue, ne pouvoir plus ôter leur
casque. Les téguments du crâne, par suite de la raréfaction de l'air et la pression locale, s'étant suffisamment tuméfiés et échauffés pour en remplir le fond. On
empêche ces accidents de se produire en prenant la
précaution de soulever de temps en temps la coiffure;
l'introduction d'un nouvel air rafraîchit la tête et diminue la tendance à la tuméfaction. Pour obtenir le
même résultat, à la partie supérieure et postérieure
de divers chapeaux militaires, on a judicieusement
établi une ouverture pour favoriser l'introduction de
l'air; mais l'habitude du fantassin surtout, de faire de
son shako une armoire, anéantit pour lui, le plus
souvent, cette rationnelle précaution.

Le casque métallique du dragon et du cuirassier
fatigue extrêmement, et beaucoup d'hygiénistes militaires en ont déjà souvent signalé l'action pernicieuse.
M. Larrey pense que la peau de tigre, ou le cuir ordinaire apprêté et ciré, doublé de carton rempla-
cerait avec avantage les matières employées jusqu'à
ce jour, auxquelles rien n'empêche d'ajouter les garni-
tures appropriées et de leur donner la forme con-
venue pour en faire, soit des casques, soit des sha-
kos, etc.

Dans les pays où la chaleur solaire est forte, et par
conséquent en Espagne, en Portugal et en Afrique, il
sera très avantageux de fournir aux militaires une
enveloppe blanche (coiffe) dont il couvrira son

shako toutes les fois, comme dit le soldat, *que le soleil chauffe.*

Avec autant de raison que d'avantages pour nos fantassins, on a retiré aux régiments envoyés en Algérie le shako, que l'on a remplacé par une espèce de casquette, dite africaine, à laquelle on a donné le nom de *képy ;* cette casquette faite en drap garance, doublée de carton et garnie d'une visière élastique et légère, paraît assez bien remplir toutes les conditions d'une coiffure commode et utile.

Les condamnés militaires qui sont employés aux divers travaux commandés par le département de la guerre, sur plusieurs points de l'Afrique du nord, portent tous, même lorsqu'ils travaillent sous l'ardeur du soleil, un bonnet de drap gris ou brun foncé : ce bonnet, qui leur convient parfaitement la nuit, ne peut leur être que très incommode durant le jour ; aussi en ai-je vu plusieurs qui, quoique exposés aux rayons brûlants du soleil d'Afrique, préféraient ne pas se couvrir la tête, que de le faire avec le bonnet désigné ; de cette imprudence il résulte beaucoup d'accidents cérébraux, de fièvres, etc.

Rien ne serait plus facile, ce me semble, que d'autoriser ces hommes, ou même de les obliger à se faire eux-mêmes un képy en paille du Levant, à la manière des chapeaux que nos matelots se confectionnent à bord de ceux de nos bâtiments qui naviguent sur les bords de la Méditerranée.

On pourrait couvrir la paille du képy d'un tissu léger, soit de lin ou de coton, bien fixé par plusieurs rangs de points de fil de soie, et de cette coiffure aussi légère que résistante, il ne resterait plus, pour en faire une casquette d'uniforme et bien capable de réfléchir les rayons lumineux et calorifiques, que d'enduire son enveloppe d'une couleur voyante vernissée.

Nous allions omettre de parler du bonnet de police, qui serait plus convenablement nommé bonnet de petite tenue; tel que le portent les troupes, en France, il est loin de présenter les avantages hygiéniques qu'il offrirait si, comme on l'a fait dans les temps, pour nos soldats en Afrique, il était toujours taillé et fixé de manière à ce que le soldat pût au besoin en rabattre les ailes sur les oreilles et les joues, cette précaution ferait éviter à beaucoup d'hommes les rhumatismes du cuir chevelu, des muscles de la face et diverses névralgies qui obligent fort souvent le soldat à suspendre son service, accident qui, selon l'occurrence, n'arrive pas sans qu'il en résulte de graves inconvénients, soit pour ses compagnons, soit même pour les diverses opérations de la guerre.

Du Col.

D'après le très érudit baron Percy, ce serait en 1660 que l'usage des cravates ou du col aurait été introduit en France par un régiment de Croates.

Le col du soldat ne doit pas être trop élevé; il doit être souple, élastique, ne jamais être trop serré, surtout après le repas, pendant les marches et durant les les revues, principalement lorsqu'on tient les troupes dans une longue immobilité. Les accidents que la cravate trop serrée peut produire seront plus sensibles et plus nombreux encore chez les hommes sanguins, à col court, épaules larges : chez ces derniers, elle peut promptement déterminer une congestion cérébrale, etc. L'on a vu plus d'une fois des hommes succomber subitement dans les rangs, pour avoir été forcés ou pour avoir trop tenu à paraître bien cravatés.

Du Suspensoir.

Le suspensoir que nous ne décrirons pas, car chacun le connaît, est un petit vêtement approprié par sa forme aux parties qu'il doit soutenir. Son usage, prévient ou retarde les accidents graves que les cavaliers éprouvent, par une suite naturelle du mouvement du cheval et de l'action du climat.

Dans les pays chauds, nous pensons que beaucoup de fantassins ne devraient pas en négliger l'emploi.

Du Pantalon.

Ce n'est que depuis la restauration que l'infanterie française porte le pantalon à bretelles, c'est à l'esprit d'imitation des modes étrangères que nous en devons l'introduction. Ce vêtement, qui n'a aucun des avantages de la culotte courte et de la guêtre longue d'autrefois, présente en outre beaucoup d'inconvénients : n'expose-t-il pas le soldat, dans les marches forcées, à se trouver fort gêné, car si les bretelles se rompent, le pantalon tombe sur les pieds et le fantassin est obligé de s'arrêter, soit pour se débarrasser d'un vêtement devenu incommode faute de soutien, soit pour tâcher de le fixer d'une manière quelconque ; de plus les bretelles gênent beaucoup les mouvements des épaules, compriment douloureusement la poitrine, gênent les muscles du thorax et les côtes dans leurs mouvements auxiliaires de la respiration, et arrêtent ainsi l'accroissement des jeunes soldats. En dépit de la mode, la culotte courte sans bretelles, fixée autour du bassin, arrêtée au-dessous du genou par des pattes à boutonnières, jointe à la guêtre longue qui embrasse la jambe depuis le dessous du genou jusqu'au coude du pied, et que l'on arrête sous un soulier carré à cordons et à quartier élevé à l'aide d'un large et solide sous-pied, convient beaucoup mieux ; elle forme avec les guêtres des enveloppes qui pressent plus exactement les membres inférieurs, tout en laissant les articulations libres de tout mouvement, aident la contraction musculaire et favorisent par conséquent, la marche.

L'étude de l'anatomie, comme l'expérience, démontre la justesse de notre assertion. « Ne perdez pas de vue, « dit le chirurgien en chef de la garde impériale, qui a « secouru sur tant de champs de batailles les fantassins « de ce corps d'élite, que pour marcher longtemps et « avec facilité, il faut que les membres inférieurs soient « uniformément et séparément comprimés dans toute « leur étendue, afin de seconder et de protéger les « bandes fibreuses qui entourent les muscles de la « cuisse et de la jambe ; car si les leviers de ces mem- « res, presque toujours du 3ᵉ ordre, ne trouvent point « d'appuis suffisants dans leur centre, ils ne pour- « ront que difficilement vaincre la résistance. » Donc la marche ne sera ni aussi facile ni aussi prompte. Il ajoute : « Nos volontaires, ainsi vêtus, pour- « suivaient avec avantage les Russes auxquels fort « mal à propos on a emprunté la mode du panta- « lon (1). »

---

(1) Les sauniers voyageurs de la Bretagne, qui marchent si bien et si longtemps sans prendre aucun repos, apprécient parfaitement les avantages de la culotte courte et des longues guêtres

De la chaussure.

La chaussure est une des parties de l'habillement qui demande le plus de soin ; elle doit être commode, solide, faite de manière à ce que l'humidité la pénètre difficilement.

Dans les saisons froides et pluvieuses, *en garnison*, je crois qu'il serait aussi économique pour le gouvernement qu'avantageux à la santé du soldat de lui faire porter une sorte de souliers appelés *socques*, dont la semelle en bois peu poreux est plus élevée au-dessus du sol que la semelle des souliers ordinaires ; en marche, l'introduction dans la chaussure d'une semelle légère, soit de liége, soit de feutre, est le moyen le plus convenable pour conserver les pieds dans un état de sécheresse et de chaleur salutaires (1).

En général la qualité essentielle de l'habillement du soldat doit être de le couvrir sans le fatiguer, d'entretenir autour de lui une chaleur agréable et uniforme, tout en permettant l'exécution libre et facile de tous les mouvements qu'exigent la marche, la course, l'exécution des manœuvres et le maniement des armes.

La propreté des vêtements doit aussi être prise en grande considération par le militaire. Tout bon soldat

---

sur le pantalon, aussi est-ce à ces premiers vêtements qu'ils donnent la préférence, lorsqu'ils doivent faire une longue marche.

(1) Plusieurs officiers de santé des corps d'infanterie, et entre autres M. Hautbois, chirurgien-major au 13ᵉ léger, croient que si l'on persiste à conserver au fantassin le pantalon, il y aurait avantage à supprimer les petites guêtres et les simples souliers, et à les remplacer par des demi-bottines.

Le ministre de la guerre a presque sanctionné l'avis de nos confrères, en faisant remplacer les guêtres de drap par celle de cuir.

en connaît trop bien les avantages, pour que nous prenions le soin de les énumérer. Nous nous dispenserons également d'entrer dans aucun détail hygiénique sur l'armement du soldat : ce que nous dirions sur la forme, l'usage, le port des armes, pourrait peut-être paraître des erreurs, ou des conseils hors de propos; je me bornerai donc à répéter avec le militaire lui-même, que son armement doit être composé de pièces solides, faciles à manier, et assez peu pesantes pour ne pas accabler l'homme, et rendre ses mouvements lents et difficiles.

Des bains.

Les bains, dont l'utilité a toujours été reconnue, se divisent en bains hygiéniques et bains thérapeutiques. Nous ne nous occuperons ici que des premiers : pour le soldat en campagne, les bains hygiéniques se trouvent réduits aux bains liquides frais et tièdes.

Les bains frais ont la propriété de porter le sang du dehors au dedans, et par réaction de favoriser et de rétablir la libre circulation des forces en tous sens; ils sont avantageux aux personnes dont la sensibilité est excessive et très mobile; en donnant de l'énergie aux solides, ils augmentent la force des contractions musculaires.

Les bains hygiéniques frais se prennent dans un étang, une rivière, à la mer, rarement dans une baignoire, et jamais dans les eaux stagnantes.

On doit éviter de les prendre dans le voisinage des sources et aux sources mêmes des rivières, parce que ordinairement l'eau y est très froide, ce qui expose à beaucoup de maladies; car trop promptement alors elle

répercute la transpiration insensible. es accidents
analogues peuvent avoir lieu, lorsqu'en sortant d'un
exercice violent, tout en sueur, on se jette dans le bain
frais; en général il convient peu aux personnes qui
ont quelques maladies de peau, ou qui sont atteintes
de douleurs rhumatismales ou goutteuses.

Le soir et le matin sont les moments les plus favorables pour prendre les bains frais; les premiers jours
que l'on en fait usage, l'immersion doit être de peu de
durée, les jours suivants on la prolonge par degrés,
mais elle ne doit jamais dépasser 20 ou 25 minutes;
si c'est à la mer qu'on se baigne, le temps du reflux sera
aussi plus avantageux que celui du flux. Autant que
possible, il faut toujours choisir les rivages un peu
éloignés et au vent des lieux encombrés d'immondices,
choix toujours facile à faire par celui qui sait nager;
mais tous les soldats ne sont pas habiles en natation.
Celle-ci rend le bain frais plus efficace; d'ailleurs quels
avantages le militaire ne peut-il pas tirer de sa pratique? en maintes circonstances, ne peut-elle pas devenir pour lui, soit un moyen de triomphe, soit un
moyen de salut. Aussi voudrais-je que la natation fît
partie rigoureuse de l'instruction du soldat, et que
chaque régiment comptât pour cet art, comme il
compte pour les armes, ses maîtres et ses prévôts.

Le bain tiède est surtout utile dans les fatigues prolongées du corps et de l'esprit. et lorsqu'on est excité
par de fortes passions : pas plus que le bain frais, il
ne doit être pris immédiatement après le repas; sa
durée ne doit pas dépasser une heure, et il est convenable de se mettre au lit aussitôt après, ou, quand
le temps le permet, de faire un exercice modéré
et agréable, comme une promenade, une partie de bil-

lard : ces petits soins en augmentent presque toujours l'efficacité.

Dans la partie supérieure de l'Espagne et en Afrique, les bains tièdes conviennent mieux que les bains frais : en général, les uns et les autres sont très salutaires à l'homme de guerre, parce qu'ils le délassent promptement, qu'ils nettoient sa peau des immondices qu'y laisse la poussière mêlée à la sueur, et qu'ils maintiennent ainsi les fonctions excrétoires de cet organe.

Des lotions.

Les lotions se pratiquent sur tout le corps et plus particulièrement sur la tête ; je crois que sur cette région elles doivent être rarement faites avec de l'eau à basse température, elles peuvent quelquefois causer *des névralgiès épicraniennes, faciales, dentaires,* disposer à la surdité, même peu à peu la déterminer.

En tout lieu, mais principalement dans les contrées chaudes et lorsqu'on fait usage de vivres dits de campagne, le soin de se laver la bouche après chaque repas avec une eau acidulée ou alcoolisée doit être pris régulièrement.

A la suite de travaux prolongés sur le terrain ou de plusieurs jours de marches pénibles, les lotions d'eau pure froide ou mieux mélangée avec du vinaigre, de l'eau-de-vie ou du quinquina, devront être mises en usage ; c'est un moyen précieux par la facilité de son emploi, pour rendre de la vigueur à la peau et aux muscles. J'affirme qu'il ne contribue pas peu à faire éviter bien des maladies. Que le soldat ne laisse donc jamais passer l'occasion de prendre des bains ou mieux de se faire des lotions, qu'il se souvienne toujours que la malpropreté de la peau altère cette enveloppe et la rend peu propre à la transpiration, qu'alors la santé se perd d'une manière plus ou moins prompte. Aux affections cutanées se joignent des troubles des diverses fonctions, et souvent des affections viscérales profondes.

Les chirurgiens des régiments de cavalerie n'ignorent pas que si les moyens de propreté desquels nous venons de parler, n'étaient pas à propos employés, la poussière qui s'élève des téguments du cheval durant l'opération du pansage irriterait la peau du cavalier, l'enflammerait, et y ferait naître un exanthème à peu près semblable à celui de la gale.

Des Onctions.

Les onctions sont très convenables, pour rendre à la peau sa souplesse, et détruire la roideur des membres, causée par la fatigue ou par l'humidité froide : malgré ces avantages, les onctions sont, par motif de propreté, presque entièrement abandonnées; les hommes de l'art ne les conseillent plus guère comme précautions hygiéniques que lorsqu'on redoute l'influence de quelques maladies épidémiques, ou celle de maladies reconnues ou soupçonnées contagieuses : presque tous les médecins distingués, et surtout ceux des armées, les ont préconisées avec avantage *contre la peste, le typhus européen et la fièvre jaune des Antilles.*

Lors de mon séjour à Madrid, je remarquai que presque tous les soldats qui avaient la gale ou des dartres ne contractaient pas la colique (névralgie splanchnique). Dans ces derniers temps, en Bretagne (Morbihan), nous n'avons compté qu'un petit nombre de galeux pris du choléra, dans les localités rurales où nous sommes allés secourir les cholériques.

Pour éviter l'atteinte de cette funeste maladie (le choléra), de même que celle des autres affections que nous avons désignées plus haut, peut-être serait-il bon de provoquer sur la peau de l'abdomen et des extrémités un exanthème artificiel que l'on peut obtenir facilement en faisant sur les points indiqués ci-dessous, des frictions avec la pommade stibiée dont voici la formule :

℞ Tartrite antimonié de potasse pulvérisé, *un gros*,
Axonge. . . . . *une once.*

Sans addition d'aucun liquide, mêlez exactement dans un mortier de verre, et divisez le tout en huit parties égales.

Avec chacune d'elles, pendant huit jours, on fera des frictions, soit sur la peau de l'abdomen, soit sur celle des extrémités, et quand l'éruption pustuleuse qui en sera le résultat sera guérie, on pourra avec précaution les continuer de la même manière, ou les modifier suivant l'occurrence.

Pour les sujets délicats, la dose du tartrite antimonié de potasse ne devra être que d'un demi-gros.

Lorsqu'on s'en tiendra aux onctions huileuses, de préférence on se servira de l'huile d'olive simple éthérée ou camphrée, et alors sans inconvénient aucun elles pourront être faites sur tout le corps.

Des Frictions.

Les frictions se définissent l'action de frotter une

partie de la surface du corps, avec plus ou moins de force, soit avec les mains, une brosse, une pièce de flanelle, d'étoffe, enduites ou non d'un corps onctueux ou liquide.

Les frictions, comme moyens prophylactiques, sont en général trop négligées surtout en *France* et en *Espagne;* cependant, sans avoir les inconvénients des onctions, elles en ont tous les avantages, elles favorisent la circulation et la transpiration, en un mot, on peut les ranger au nombre des moyens énergiques, susceptibles d'activer les propriétés vitales de la peau.

D'après ce que nous venons de dire on est rationnellement conduit à diviser les frictions hygiéniques, en sèches ou simples, faites avec la main, la flanelle, la brosse, et en frictions humides ou composées : ces dernières, il faut le dire, sont plus fréquemment du ressort de la thérapeutique (1).

Beaucoup de peuples, principalement ceux de l'Asie, les employaient entre le bain chaud, et le lavage à l'eau froide ; les frictions sont aussi une partie essentielle du *massage* si usité parmi les Orientaux.

Les frictions, quelque indiquées qu'elles puissent être, cesseraient d'être salutaires si on les faisait avec trop de force, ou si on les soutenait trop longtemps : dans les cas de pléthore, on doit s'en abstenir ; elles ne doivent point être pratiquées sur l'estomac et le ventre, lorsqu'il y a gêne des premières voies ; dans les coliques, elles soulagent cependant, elles diminuent l'intensité de la douleur.

Tous les militaires lettrés connaissent les avantages

---

(1) Thérapeutique, partie de la médecine qui a pour objet le traitement des maladies.

qu'obtenaient des frictions huileuses les soldats de Xénophon et d'Annibal; ces grands capitaines en avaient ordonné la pratique à leurs troupes, soit pour prévenir ou détruire l'engourdissement produit par le froid et surtout par le froid humide.

Il me semble que nos hommes de guerre pourraient très salutairement suivre l'exemple donné par ces hommes célèbres; mais prévenons-les que du moment que les frictions huileuses cessent dêtre nécessaires, il ne faut pas négliger la précaution de se laver le corps et les membres, avec de l'eau chaude dans laquelle il est très bien de faire dissoudre un peu de savon.

Lorsque les frictions seront faites dans le but de modérer ou d'empêcher l'écoulement de la sueur, nous conseillerons avec Briot de Besançon, d'accorder la préférence aux frictions liquides savonneuses. Cette préférence se justifie par la propriété qu'elles ont de crisper et de resserrer un peu les orifices des extrémités exhalantes. D'après les expériences faites par *Berger* et *De la Roche* sur les onctions huileuses, ces dernières ne présentent nullement les mêmes avantages et ne peuvent conduire au même résultat.

———•———

TROISIÈME ORDRE.

CHOSES INTRODUITES PAR LES VOIES ALIMENTAIRES (INGESTA).

Aliments.

On appelle aliment toute substance qui, introduite dans le corps, sert à sa nutrition, à son accroissement et à la réparation de ses pertes.

Les substances alimentaires du militaire doivent être choisies parmi les plus propres à augmenter les forces, ou au moins les plus susceptibles de les entretenir. En garnison, la nourriture des Français laisse peu à désirer. En campagne, quand la prévoyance administrative s'en occupe tout à fait, dans l'esprit de nos sages règlements, elle est encore fort bonne.

Les étrangers, principalement les septentrionaux, ne peuvent sans danger se soumettre, aussitôt leur arrivée en Espagne et en Afrique, au régime alimentaire des indigènes; ce n'est que par graduation qu'ils doivent y arriver; l'expérience des temps passés nous l'a rigoureusement démontré, le Français, encore moins l'Anglais et l'homme des contrées plus au nord, n'ont pas cette facilité de l'Espagnol à vivre de peu et à se passer de la plupart des commodités de la vie.

Il serait donc heureux pour la conservation de la santé des soldats étrangers qui sont appelés à vivre sur le sol espagnol et sur le sol africain, que les chefs fissent en sorte de ne les éloigner qu'insensiblement du mode alimentaire de leur pays, chose assez facile à exécuter dans des contrées aussi riches en productions diverses, et lorsqu'on a pour soi les bonnes dispositions d'une partie de la population.

Les aliments du soldat français, *sont le pain dit de munition, la viande de bœuf,* quelquefois *celle de mouton, les légumes verts.* En campagne, pour rendre son alimentation plus variée et plus substantielle, outre le pain et la viande, on lui distribue *du riz, des légumes secs, quelques condiments,* tels que *sel, moutarde* quelquefois, mais seulement lorsqu'on s'y trouve tout à fait obligé, *le biscuit, le bœuf, le porc, le poisson salés et le fromage,* font l'objet des rations qui lui sont distribuées.

Du Pain.

Lorsque le grain qui entre dans la composition du pain de munition a été bien choisi, bien conservé, que la manipulation de la pâte a été convenable et la cuisson bien conduite, le pain nourrit bien; le seigle ou le son qu'il renferme le fait se maintenir frais assez long-temps, ce qui permet de le distribuer pour plusieurs jours. La distribution en est peu facile quand il n'a pas quelques heures de refroidissement, c'est le motif pour lequel ordinairement on ne le livre que le lendemain de la cuisson.

Vingt-quatre onces forment la ration ordinaire; mais nous croyons pouvoir dire avec tous les chirur-giens militaires, qu'en tout temps vingt-huit onces ne seraient pas trop, les rangs renfermant un très grand nombre de jeunes hommes dont l'accroissement n'est pas complétement terminé, et qui sentent vite et davantage le besoin de réparer.

Du Bœuf.

La viande de bœuf est celle qui convient le mieux à l'homme qui fatigue; elle est nourrissante, tonique, très digestible; son bouillon auquel on ajoute une certaine quantité de légumes et de pain, et quelque peu de condiments, forme ce potage simple, appelé *soupe*, base de l'alimentation du soldat. Notre très expérimenté baron Larrey dit qu'en Espagne, « si les soldats « doivent boire peu, ou pas de vin pur, qu'ils doivent « faire, lorsque rien ne s'y oppose, la soupe deux fois « le jour. Le même précepte s'applique parfaitement « à l'Afrique.

Du Mouton.

La chair du mouton est celle dont on fait le plus usage après celle du bœuf; dans quelques provinces de l'Espagne, c'est même la seule viande qu'on puisse fournir aux troupes.

Les moutons de ce pays, qui sont conduits dans des pacages élevés et bien secs, sont fort bons. Partout, en général, cet animal ne fournit un aliment sapide, nourrissant, facile à digérer que lorsqu'il a atteint cinq ans; au delà et plus jeune, sa chair est peu convenable; celle du bélier est coriace et d'une odeur désagréable; elle ne devra jamais, lorsqu'il y aura possibilité de s'en passer, être distribuée. On peut quelquefois accepter la brebis, mais trop visqueuse et trop fade, cette chair ne remplacera jamais avantageusement celle du mouton.

Il doit être de règle, lorsque les circonstances obligent à faire une distribution de viande pour plusieurs jours (comme dans les marches forcées et rapides), de la faire bouillir avant de se mettre en route; cuite de cette manière, elle se conserve mieux dans les filets ou dans le sac.

Il nous semble utile aussi de prévenir que l'alimentation continuée quelque temps, avec les chairs rôties de mouton ou de bœuf, amène chez plusieurs sujets des embarras gastriques (1) suivis de diarrhée.

Du Biscuit.

Le buiscuit est un pain que l'on durcit par une dou-

---

(1) Embarras gastriques, accumulation dans l'estomac de matières qui dérangent les fonctions de ce viscère.

ble cuisson, afin qu'il soit moins susceptible de moisissure : pour en rendre le transport et la distribution plus faciles, il reçoit la forme de galette ronde ou carrée. Malgré ces avantages, il ne doit entrer dans l'alimentation du soldat que le moins souvent possible. Celui qui n'ignore pas quel profit les marins en retirent pour leur nutrition, s'étonnera d'un pareil conseil ; mais sa surprise cessera s'il réfléchit que le plus souvent à l'armée, durant les opérations, les marches surtout, on ne peut donner aux militaires tout le temps nécessaire pour rendre le biscuit profitable.

On sait que ce pain dur ne devient avantageux qu'autant qu'on le transforme en panade, et qu'il faut un temps assez long pour qu'il subisse cette transformation, temps qui dépasse celui de la durée des repos ou des haltes ordinaires.

Il en résulte que la plus grande partie de la ration du jour, est mangée à la main et sans beaucoup de résultat pour la réparation des forces.

Il arrive souvent aussi que la ration de plusieurs jours se trouve absorbée trop tôt, que le soldat se trouve sans pain, qu'il murmure, croit avoir été trompé, ou s'imagine que les approvisionnements sont pillés, diminuent sans être remplacés ; qu'enfin, la pénurie est prochaine, toutes idées fâcheuses, presque jamais fondées, qui cependant peuvent agir défavorablement sur le moral de militaires encore peu habitués aux fatigues et aux privations de la guerre.

Le bon biscuit se réduit en poudre facilement et surnage dans les liquides ; à l'extérieur il doit être jaune rouge, à l'intérieur blanc, et la cassure en est lamelleuse. S'il était mou, humide ou traversé par les mites, il serait reconnu avarié et ne devrait pas être distribué.

Des Chairs salées.

Les aliments qui ont cette dénomination sont fournis par les chairs du bœuf, du porc et de divers poissons : ils sont rarement distribués au soldat ; cependant quelquefois temporairement il s'en nourrit, durant un blocus prolongé, un siége et en plusieurs autres circonstances difficiles, qui tiennent toutes aux éventualités de la guerre.

En général, la chair du porc conservée dans le sel est préférable à celle du bœuf salé ordinaire ; elle ne perd pas autant de ses parties nutritives, que cette dernière, qui, cuite, ne présente plus qu'un tissu fibreux fort sec et souvent réfractaire à l'estomac. Aussi, sans crainte de se tromper, on peut assurer que le militaire préférera une ration de lard de six onces, à une de neuf à dix onces de ce bœuf desséché.

De tous les poissons qui entrent dans les approvisionnements, dit munitions de bouche, les harengs salés et les harengs saurs tiennent le dernier rang. Leur chair devenue sèche, dure, n'a plus cette blancheur et ce goût exquis, qui fait du hareng frais un aliment si agréable ; après le hareng vient la morue, qui, par une longue macération et les assaisonnements qu'on y ajoute, se digère un peu mieux.

La sardine, qui ne dépasse pas le développement de celle dite *sardine des presses,* n'est pas d'une trop difficile digestion, si on ne prend le soin de la passer sur les charbons, de lui enlever son enveloppe écailleuse, et de ne la manger qu'avec une grande quantité de pain.

Vient ensuite, dans le rang des distributions, le *saumon,* poisson dont la chair se rapproche par sa qualité rassasiante, de celle du bœuf. Les estomacs forts le digèrent assez bien, et il peut être avantageusement distribué aux hommes qui ont un besoin prompt de réparer ou de soutenir leurs forces ; nous pouvons en dire autant du thon, dont les fibres très fermes, d'une couleur rouge, ont pour la saveur quelque rapport avec celles de veau. Ces poissons se rencontrent en grand nombre dans les rivières et sur les rivages des mers d'Espagne et de la régence. Aussi s'en fait-il une grande consommation, principalement du thon salé, connu dans les départements méridionaux de la France, sous le nom de *Thouine*.

Du Fromage.

Celui que les troupes consomment est ordinairement le fromage *dit de Hollande*, substance fermentée qui, en vieillissant, prend une saveur âcre. Il décide et augmente le sentiment de la *soif*, inconvénient grave qui doit empêcher, si on le peut, de le livrer durant les marches, si surtout elles ont lieu à l'époque de l'année ou l'élévation de la température est extrême. Comme cet aliment caséeux ne se digère pas avec facilité par tous les estomacs, il est aussi convenable qu'il ne devienne pas une des substances principales de l'alimentation du soldat, au temps de son plus grand repos. Enfin, dans quelque circonstance que l'homme se trouve, lorsque le fromage devra faire partie de sa ration, il fera bien, nous lui en donnons le conseil, pour en neutraliser, ou au moins pour en diminuer l'action trop irritante sur l'estomac, de manger dans le même temps, soit beaucoup de pain ou de biscuit.

Du Riz.

Le riz, graminée très féculante, s'emploie sans être
réduit en farine. On ne le livre aux troupes qu'après
qu'il a été dépouillé de sa balle. Soumis à la coction
dans l'eau simple, avec un peu de sel et de poivre ou
de piment, il gonfle, crève, comme on dit vulgairement, et forme un aliment agréable, fortifiant et d'une
digestion très facile. Cependant l'observation apprend
que l'usage du riz prolongé trop longtemps n'est pas
sans inconvénient pour les Européens. Ce grain, de si
grande ressource, principalement dans les contrées
méridionales, ne devra donc être mis en consommation pour la nourriture des troupes que par inter-
valles.

Des Légumes et des Condiments.

A la page 208 du troisième volume de ses mémoires (édition de 1812), le chirurgien en chef de la garde,
duquel nous ne pouvons trop citer les avis hygiéniques, a écrit : « Que les légumes farineux auxquels
« les soldats doivent donner la préférence en Espa-
« gne, sont les pommes de terre, les haricots frais et
« les pois chiches, appelés par les Castillans *garvan-*
« *zos ;* il ajoute, qu'il est bon qu'ils épicent un peu
« leurs aliments, et que les condiments auxquels ils
« doivent donner la préférence, sont la *cannelle,* le
« *piment, l'ail* et les *oignons,* dont ce professeur re-
« garde l'usage modéré très salubre dans tous les pays
« chauds.

Les autres assaisonnements, tels que *le beurre,* l'*huile
d'olive,* le *vinaigre,* le *poivre,* la *moutarde* et le *sel
marin,* sont d'un emploi si commun et si répété, qu'il

nous semble inutile d'en traiter en particulier d'une manière étendue. Seulement, qu'on sache que lorsque le beurre est trop vieux, il nuit aux digestions, par l'action de l'acide sébacique qu'il contient : l'huile d'olive doit lui être préférée toutes les fois qu'elle est de bonne qualité, et d'une distribution facile et économique.

Le *vinaigre*, par suite de sa propriété anti septique sera distribué avec avantage, toutes les fois que les troupes se trouveront agglomérées dans des lieux bas, humides et chauds ; ainsi des distributions régulières devront en être faites aux corps qui occupent nos camps d'Afrique, voisins des lieux reconnus malsains.

Le *poivre*, quoique aromate tonique et aussi antiseptique, ne doit être employé que très modérément ; il convient peu aux tempéraments sanguins, nerveux, à l'ydiosyncrasie (1) bilieuse, et n'est pas d'une très grande utilité aux personnes lymphatiques.

La *moutarde* est plus utile, il faut même en autoriser l'usage, lorsque le repas se compose de bœuf ou de porc salés ; elle favorise le passage de ces aliments, et à cet avantage, elle joint celui de neutraliser la rancidité du lard, propriété qu'elle doit à l'action du vinaigre, son excipient (2).

Le *sel*, chacun le sait, est de tous les assaisonnements le plus utile et le plus répandu ; il rend la digestion plus facile, augmente la sécrétion des urines ; son abus n'est cependant pas exempt d'accidents ; il cause une soif difficile à étancher, quelquefois accompagnée ou suivie d'une grande sécheresse du palais

(1) Idiosyncrasie, prédominance d'une disposition particulière
(2) Excipient, *qui reçoit.*

et du pharynx (1), dispose aux maladies cutanées, favorise le développement du scorbut, et je crois qu'il peut amener chez les jeunes gens (du moins quelques observations me portent à le présumer), une certaine disposition aux affections cérébrales.

Des Fruits.

L'homme non acclimaté ne doit en manger que fort modérément, car ceux qui sont apportés aux marchés (le raisin excepté, duquel il ne faut cependant pas avaler la pellicule), sont généralement cueillis avant leur maturité complète, ne sont pas tous bons, et dérangent plus ou moins vite les fonctions digestives.

Les melons, les pastèques (sandias) et les concombres, fruits très communs et très recherchés dans les pays chauds, mais que beaucoup d'estomacs ne digèrent que difficilement, doivent être signalés au soldat comme très susceptibles d'altérer sa santé; ce sera donc avec beaucoup de tempérance qu'il devra en faire usage.

Leur impression sur les organes digestifs est moins fâcheuse quand on leur ajoute quelque assaisonnement, tel que poivre, sel ou sucre. Une petite quantité de vin prise pendant ou après leur ingestion est aussi une bonne précaution.

Des Boissons.

L'eau est la boisson ordinaire du soldat, cependant

______

(1) Pharynx, *arrière-bouche.*

en campagne ou même durant la paix, lorsque les
troupes sont appelées à exécuter des travaux extraor-
dinaires ou pénibles, comme *ponts, routes, fortifications, défrichements,* etc., les capitaines des compagnies ordinairement justes appréciateurs des besoins
des hommes qu'ils commandent, réclament et obtiennent pour ces derniers des distributions de vin, d'eau-
de-vie, de bière, de cidre et de vinaigre.

Du Vin.

Le vin est le produit de la fermentation du moût
de raisin.

Les vins sont rouges ou blancs. On les distingue
aussi en vins alcooliques, en vins mousseux et en vins
sucrés.

Les vins alcooliques sont les plus toniques et les
plus excitants; les vins tout à la fois sucrés et alcooliques sont très communs en Espagne, comme les précédents, ils sont aussi toniques et excitants, mais
moins faciles à digérer.

L'illustre vétéran de notre chirurgie militaire con-
seillait avec raison aux soldats de la garde impériale
de ne pas boire de vin pur; voici ses propres expres-
sions : (1)

« Tous les vins d'Espagne, naturellement doux et
« sucrés, sont encore susceptibles de fermenter, il
« s'en dégage de l'acide carbonique qui affecte le tube
« intestinal; ainsi lorsqu'on les boit purs, et en quan-
« tité, il est rare qu'il se digèrent surtout dans l'esto-
« mac des personnes qui n'y sont pas habituées. L'ex-

---

(1) Ouvrage cité, page 190.

« périence m'a appris (ajoute-t-il un peu plus loin)
« que dans les climats chauds, il faut boire peu de
« vin pur, surtout des vins liquoreux. »

Comme dans toutes les grandes villes les vins sont
frelatés de diverses manières, lors de son séjour à
Madrid, M. *Larrey* sollicita et obtint du général, M. le
comte Belliard (sans lui en exposer le véritable motif),
un ordre du jour qui défendait aux militaires d'entrer
dans les cabarets de la cité, sous peine de punition
sévère, et aux portiers des hôpitaux d'y laisser introduire aucune espèce de vins, sans la permission
expresse des officiers de santé.

L'observation d'un accident funeste (1), provenant
de l'usage de vins sophistiqués, avait été la raison de
cette précaution sanitaire.

Les vins d'Espagne tournant difficilement à l'aigre,
le cabaretier espagnol ne les frelate pas avec de la li-
tharge, « mais, dit toujours M. Larrey, il y ajoute de
« l'eau et différentes substances narcotiques plus ou
« moins excitantes, et propres à conserver à chaque
« espèce de vin le goût et la force qu'il possède lors-
« qu'il est pur et naturel. Je n'ai pu parvenir à con-
« naître la nature de toutes ces substances ; mais je
« sais que les piments et le laurier cerise en faisaient
« partie, comme me l'ont assuré des personnes du
« pays, dignes de foi. Les Espagnols sont habitués à ces
« sortes de vins, et en sont rarement incommodés ;
« d'ailleurs, ils les boivent avec de l'eau et en fumant
« leurs cigarres (*tabac coupé en petites parcelles*
« *roulé dans un carré de papier*), la fumée de tabac

---

(1) Ataxie soporeuse. *Larrey*. (Mémoire sur une fièvre maligne
particulière. Ouvrage cité, page 209.

« qu ils avalent avec le vin, en excitant l'estomae et le
« tube intestinal, provoque des évacuations alvines
« qui entraînent assez vite ces boissons. Mais nos sol-
« dats français qui buvaient sans précaution ces vins
« purs, n'en ont pu supporter les effets sans inconvé-
« nient. Aussi presque tous ceux qui en ont fait usage,
« en plus ou moins grande quantité, en ont été ma-
« lades; quelques-uns même en sont morts. »

Tout ce que nous venons de rapporter n'infère rien
contre les excellents vins de *Val de Peñas*, de *Rota*,
de *Xérès*, de *Malaga*, etc., qui, pris modérément,
sont aussi bienfaisants qu'agréables.

Lors de la distribution dés vins aux troupes, si surtout l'eau manquait, on ne doit pas omettre de prendre en considération la quantité d'alcool qu'ils peuvent contenir, et qui est toujours plus considérable
dans les vins nouveaux que dans les vins vieux.

Le vin pur n'apaise pas la soif, quelquefois même
il l'augmente, mais il n'en est pas ainsi, quand à une
partie de vin on ajoute deux parties d'eau.

Tous les vins étant plus ou moins stimulants favorisent la digestion, et ils possèdent d'autant plus cet
avantage qu'ils sont plus généreux, c'est-à-dire plus
forts en alcool; les vins mousseux, de même que les
vins blancs, sont de plus acidules et diurétiques.

De l'Eau-de-vie.

L'eau-de-vie est le premier produit liquide que l'on
obtient en distillant le vin. Dans le commerce on connaît aussi l'eau-de-vie de cidre, de grains, de légumes
farineux, etc., mais c'est principalement la première
qui est d'un usage commun.

L'eau-de-vie est extrémement stimulante; très

étendue d'eau, elle forme une boisson fort agréable appelée *groog* par les Anglais. Ce mélange étanche assez promptement la soif, relève les forces sans trop exciter les membranes muqueuses de l'estomac.

L'habitude de boire de l'eau-de-vie pure à jeun est contraire à la santé; quand à cette liqueur on ne veut pas ajouter un peu d'eau, on devra, avant de l'avaler, introduire dans l'estomac quelques aliments secs et de nature spongieuse. La croûte du pain de munition ou le biscuit sont des correctifs excellents pour en diminuer l'action stimulante sur l'organe gastrique.

De la Bière.

La bière est une boisson peu commune en Espagne et en Afrique; celle que l'on y boit est rarement bonne, aussi n'en délivre-t-on point aux troupes; mais comme par fantaisie, le soldat peut chercher à s'en procurer et se laisser aller au plaisir d'en boire beaucoup, nous devons le prévenir que dans les pays chauds l'ivresse produite par cette boisson est prompte et dangereuse.

En général, les bières fortes et généreuses, prises modérément, sont légèrement excitantes et diurétiques; elles nourrissent beaucoup et disposent à l'obésité l'homme qui en fait un usage quotidien.

Les personnes atteintes du scorbut ou celles qui sont douées d'un tempérament éminemment lymphatique se trouveront bien de l'emploi de la bière.

Du Cidre.

Quelques provinces espagnoles en fournissent, principalement la Galice et les Asturies; mais comme boisson réparatrice, le vin devra lui être préféré, et avec d'autant plus de raison, que le cidre de ces pays est presque toujours mauvais ; ce qu'il faut attribuer, je le crois, plus à la manière de le faire qu'à la qualité des pommes.

Les personnes qui n'y sont pas habituées, feront bien d'user des cidres d'Espagne avec mesure ; pris immodérément, plus vite que dans notre climat, cette boisson prédispose aux affections du ventre et de la tête.

Le cidre bien fait, et pas trop chargé d'alcool, est une boisson saine qui convient assez aux personnes maigres, faibles, et d'une idiosyncrasie bilieuse.

Du Vinaigre et du suc de Citron.

Le vinaigre distribué aux militaires est, le plus souvent, celui que l'on obtient par la fermentation acide du vin blanc. Etendu d'eau, le vinaigre forme une des plus agréables boissons qu'on puisse conseiller, de même que l'eau acidulée par quelques gouttes de suc de citron.

Pour éviter les digestions lentes et difficiles, ces préparations rafraîchissantes ne devront jamais être prises immédiatement avant ni de suite après le repas, et comme elles favorisent les sueurs, pour ne pas amener l'affaiblissement de l'homme, il sera prudent de n'en pas prolonger l'usage.

Du Chocolat et du Café.

Comme on le sait, au delà des Pyrénées le chocolat est un aliment national. Lorsqu'il est pur de tout aromate, et récemment fabriqué, il est nutritif, et peut entrer avantageusement dans la ration du soldat. Dans plus d'une circonstance difficile, l'Espagnol caché dans ses montagnes a su attendre un temps meilleur, n'ayant pour tout approvisionnement qu'un peu de tabac, et quelques tablettes de pâte de cacao. Le Français, quoique peu fait à une pareille sobriété, quand il s'agira de l'honneur des armes, saura bien aussi se l'imposer ; mais, il faut l'avouer, la conservation de sa santé en sera beaucoup plus compromise.

Les chocolats aromatisés ne sont pas sans inconvénient pour les Espagnols, à plus forte raison pour les étrangers ; aussi, hors les circonstances particulières indiquées par les officiers de santé des corps, nous croyons que nos militaires feront bien de s'en abstenir.

Dans les parties nord et ouest, l'infusion de café peut être prise, avec quelque avantage après le repas, mais il ne faudrait pas y ajouter les liqueurs. Dans le sud et l'est il serait sage de s'en abstenir ou du moins de ne le prendre que très faible. Ainsi en Espagne l'habitude dans laquelle vivent les péninsulaires, de prendre, plusieurs fois durant la journée, le chocolat, ne saurait autoriser de prime abord les soldats étrangers septentrionaux à sacrifier au même usage sans courir quelque risque pour leur santé. De même en Afrique, la coutume de prendre du café, plusieurs fois en peu d'heures, quoique générale parmi les indigènes, ne devra pas entraîner les Européens à faire abus de cette préparation.

Dans les premiers temps d'un séjour en Algérie une infusion faible de café sans addition d'alcool, prise le le matin, sera favorable aux personnes d'un tempérament faible et lymphatique : elle peut être plus généralement conseillée, même à deux ou trois doses répétées durant le jour, aux personnes et surtout aux militaires qui habitent les parties basses chaudes et marécageuses, principalement à la garnison de Bône, ayant toutefois le soin de ne pas trop concentrer l'infusion, car il ne faut jamais oublier, que presque toujours les *stimulants toniques perdent leur propriété salutaire quand ils deviennent excitants.*

QUATRIÈME CLASSE.

CHOSES QUI DOIVENT ÊTRE EXCRÉTÉES (EXCRETA).

Le dérangement des excrétions annonce toujours un désordre plus ou moins grand dans les actions organiques et une modification sensible de l'harmonie qui doit exister entre les divers foyers de la sensibilité. Pour se bien porter, il faut donc que les excrétions se fassent librement, et qu'elles soient entretenues et circonscrites dans de justes bornes.

Les excrétions sont ou naturelles ou artificielles; les premières comprennent *la salive, la transpiration, la sueur, les urines et les déjections ;* les artificielles sont *les saignées* et les évacutions provoquées par l'art ou établies par accident.

De la Salive.

La salive est une humeur sécrétée par les glandes *parotides, sous-maxillaires et sublinguales,* dont les conduits excréteurs la versent dans la bouche. Lorsqu'on se porte bien, elle est fluide, inodore, insipide, transparente, visqueuse; elle mousse facilement lorsqu'elle est agitée; en se mêlant aux aliments, elle leur fait subir un commencement d'élaboration qui favorise la disgestion stomacale, aussi le crachement trop répété de la salive en nuisant au travail de cette importante fonction, disposera l'homme à contracter de nombreuses maladies.

Cependant il est quelquefois convenable d'exciter la sécretion de cette humeur, et tous les moyens qui font arriver à ce résultat s'appellent *sialagogues ;* ceux qui sont mâchés prennent le nom particulier de masticatoires ; et tous les stimulants solides susceptibles de cèder à la puissance de la mastication, peuvent être employés comme tels : le plus commun et le plus connu de tous, peut-être l'unique employé par l'homme de guerre européen, est fourni par la plante appelée *nicotiana*, vulgairement tabac, dont les feuilles pressées et réunies en forme de rouleaux de diverses dimensions, portent le nom de tabac, *grand ou petit bitord.*

Je crois que les intérêts du commerce, la loi de l'imitation, et principalement la sensation procurée par la saveur de cette plante, ont pour le moins autant contribué à répandre son usage, que les bien douteux avantages qu'on croit en obtenir surtout en la mâchant.

Cependant si nous croyons que l'homme ne perd rien en ne contractant pas l'habitude de chiquer ou de fumer, nous devons dire, que pour celui qui l'a contractée, il y aurait peut-être danger à vouloir la perdre brusquement. Malgré bien des efforts beaucoup d'hommes n'ont pu réussir à s'en défaire, l'action stimulante de cette substance sur les membranes de la bouche étant devenue pour eux d'une nécessité rigoureuse.

La salive mêlée au suc de tabac ne doit pas être avalée ; en petite quantité elle détermine des dérangements plus ou moins sensibles des fonctions gastriques ; si la quantité est considérable, il en résulte des désordres plus graves.

Sur plusieurs jeunes gens qui chiquaient et qui ignoraient l'action purgative et narcotique du suc de cette plante, j'ai observé des accidents, qui, prolongés ou un peu plus intenses, auraient eu toutes les suites funestes d'un empoisonnement.

Le suc du tabac mâché, agissant directement et sans mélange sur les gencives, les irrite beaucoup, et détermine la carie des dents quoique neutralisant l'odontalgie qui en est le résultat.

Toutes les personnes qui usent de tabac ne le chiquent pas; beaucoup le fument. Les avantages du tabac consommé par le fumage ne nous paraissent pas plus prouvés que ceux qu'on lui attribue, pris comme *masticatoire*; peut-être même, employé de cette manière, de ses inconvénients sont-ils plus nombreux. A l'action de son suc irritant, il faut ajouter celle de la chaleur et la pression plus ou moins incommode, altérante même de l'instrument ordinaire (*la pipe*) dont on se sert pour le fumer.

Les pipes les plus courtes et les plus dures sont les plus nuisibles, surtout celles que les soldats, dans leur langage souvent forcé, appellent *brûle-gueules*, transmettent aux lèvres le calorique élevé du fourneau, et leur laissent recevoir l'action de presque toute l'huile empyreumatique très âcre qui se forme pendant l'ustion du tabac. A ces effets se joint celui de la pression sur les lèvres; elles peuvent alors s'excorier, se tuméfier, et avec le temps présenter un point de dégénérescence cancéreuse. Les pipes orientales dont le fourneau est convenablement proportionné et monté sur un tuyau allongé, mauvais conducteur du calorique, présentent moins d'inconvénients que les nôtres.

D'après ce que nous venons de dire, les pipes les moins défavorables seront donc les pipes les plus longues, et à fourneau pas trop grand.

Un des meilleurs moyens de fumage est aussi le cigare à paille; le peu de dureté de ce tuyau et la propriété qu'il possède de mal conduire le calorique l'empêchent d'altérer les dents et les gencives.

L'action de chiquer ou de fumer immédiatement après le repas, n'est aucunement favorable ; au contraire, elle est préjudiciable à la digestion : celle de fumer trop fréquemment détermine souvent une salivation abondante qui devient habituelle, et qui, à la longue, peut conduire à l'épuisement les personnes faibles. M. le Baron Percy a rapporté avoir vu de vieux et de jeunes sujets périr de consomption et d'épuisement pour avoir abusé de la pipe, et presque tous les praticiens pourront citer des faits analogues observés particulièrement sur nos artisans et sur nos campagnards.

Les désavantages de la mastication et du fumage du tabac ne sont pas partout les mêmes, ni semblables sur tous les individus; ils sont plus nombreux et plus sensibles dans les contrées chaudes, sèches et élevées que dans pays froids, bas et humides, et les hommes d'un tempérament lymphatique ou sanguin y résistent davantage que ceux d'une disposition sèche, bilieuse ou d'un tempérament nerveux.

L'haleine des fumeurs et des chiqueurs a une odeur de renfermé acide fort désagréable, leurs dents deviennent assez promptement noires, et ce n'est qu'en se lavant bien la bouche après avoir fumé ou chiqué le tabac, qu'ils parviennent à ralentir un peu cette réelle dégénérescence des dents.

En résumé, je crois que l'usage de mâcher ou de fumer le tabac, n'a pas d'autre avantage que de produire une impression stimulante devenue agréable par suite de l'habitude. Cette sensation, disent les consommateurs, les désennuie, les porte à la gaieté ou au recueillement. Interrogez les priseurs, ils en répondront tout autant, mais pas davantage, car rien ne prouve qu'il soit plus salutaire de prendre du tabac en poudre par le nez, que par la bouche et sous d'autres formes; il fait moucher, répète-t-on; cela est vrai ; mais Tourlette a dit (1) : « C'est aussi une sorte de cautère habi-« tuel qu'il est dangereux de supprimer dès qu'une » fois on en a contracté l'habitude. D'ailleurs on ne « doit pas se moucher sans cesse, puisque la nature à « établi d'autres voies d'excrétions. »

L'abus du tabac en poudre, à la longue, diminue la délicatesse de l'odorat, du goût, et modifie défavorablement la mémoire, en la rendant moins complète et, par conséquent, moins sûre. Quelques observateurs prétendent qu'il a causé des accidents beaucoup plus graves et même l'apoplexie; cependant l'expérience apprend que son emploi modéré a fait disparaître chez quelques personnes des céphalalgies habituellement périodiques, et chez d'autres a rétabli ou modifié avantageusement l'écoulement du mucus nasal.

D'après Ramazzini particulièrement, quelques-uns pensent que le tabac mâché ou fumé, peut rendre le service d'apaiser, de tromper la faim , service, certes, qui devra être pris en grande considération par tous les hommes qui sont susceptibles d'éprouver des privations alimentaires; mais d'un autre côté tout homme qui sacrifie à l'une ou à l'autre de ces habitudes, ne sait-il pas que le tabac cause la soif, et si déjà l'on se trouve sous l'action des circonstances qui amènent le besoin de boire, comme la marche, les exercices violents, l'abondance de la transpiration, etc., etc., sans avoir grandement ou pas du tout la possibilité de le satisfaire, ne

(1) Ouvrage cité, page 409.

peut-on pas, avec quelque raison, se demander s il n'est pas préférable et plus facile de supporter quelque temps la faim que de développer et d'endurer le tourment anxieux d'une soif ardente.

Avant de terminer cette digression qui nous a paru utile dans l'intérêt de l'homme de guerre, puisque plus que tout autre il sacrifie à l'usage du tabac, nous recommanderons au soldat fumeur de ne jamais commettre l'imprudence d'allumer ou de fumer la pipe lorsqu'il sera porteur de sa giberne, surtout lorsqu'elle se trouvera fixée, soit obliquement sur la partie antérieure de la poitrine, soit transversalement sur le ventre.

Signalons aussi comme nuisible, l'habitude de se passer la pipe, encore toute recouverte de salive; des hommes très sains lui ont souvent dû des accidents très graves. Percy a fait connaître plusieurs observations de maladies vénériennes qui n'avaient point eu d'autre moyen de communication. Des motifs analogues et la propreté nous obligent à ne point approuver la courtoisie des consommateurs de tabac en poudre qui les porte presque toujours sans trop de réflexion à offrir la prise à tout venant.

De la Transpiration et de la Sueur.

La transpiration est une exhalation humide qui se fait à la surface de la peau, et qui prend le nom de sueur lorsqu'elle est considérable; la suppression complète et subite de la transpiration amène des accidents fort graves, beaucoup plus fréquents chez les personnes faibles que chez les personnes fortes et d'un tempérament sec; quelquefois ces dernières n'entrent jamais en

sueur, ou n'y entrent que très difficilement sous l'influence d'un travail, même très pénible, et d'une
chaleur élevée; tandis que les sujets non doués de ce
tempérament transpirent abondamment, beaucoup
plus vite, et ressentent plus promptement l'action
fâcheuse du refroidissement. Aussi doivent-ils être
plus exacts dans le soin de changer de linge, si surtout
ils ne portent appliqué sur la peau un tissu de laine.

Les frictions, les bains tièdes, les boissons chaudes
en général, l'enveloppement dans des couvertures
chaudes sont les moyens ordinairement employés pour
rétablir la transpiration, et l'un de ceux reconnus le
plus propres à la favoriser, est l'exercice modéré pris
en sortant du sommeil, ou quelques heures après le
repas.

Dans les contrées méridionales, les sueurs abondantes et répétées conduisent à la maigreur, à la
faiblesse, quelquefois à l'épuisement; alors elles doivent être considérées comme une maladie réelle dont
les suites peuvent devenir assez promptement funestes;
à ce degré elles sortent du domaine de l'hygiène, pour
entrer dans celui de la thérapeutique.

Des Urines.

Les urines sont l'excrétion liquide sécrétée par les
reins, portée par des canaux, appelés uretères, dans la
vessie, où elle s'arrête durant un temps plus ou moins
long avant d'être expulsée par le principal canal de la
verge nommé canal de l'urètre.

Cette excrétion est indispensable au maintien de
la santé, mais la quantité varie suivant diverses circonstances.

Entre elle et la sueur, il y a un rapport constant, de telle manière que si le volume des urines augmente la transpiration diminue beaucoup, et réciproquement ; il en résulte donc que les urines sont plus abondantes dans les temps froids, qu'elles sont plus rares dans les temps chauds, et que pareille chose aura lieu toutes les fois que l'homme se trouvera sous les forces qui appellent l'action organique vers le centre, ou qui la portent du centre à la circonférence : ainsi les affections de l'âme, les exercices gymnastiques, la marche, les courses ont une grande influence sur l'excrétion urinaire et sur la transpiration.

L'ignorance de cette loi conduit souvent beaucoup de militaires à commettre des erreurs hygiéniques qui leur deviennent funestes, des accidents de la vessie, des reins, de nombreuses affections mobiles, presque toujours périodiques du tissu fibreux et musculaire, connues sous le nom de *rhumatisme* appelé par le soldat *baromètre du grognard,* en sont les plus fréquentes conséquences.

En effet, l'on voit souvent des hommes qui croient que pour bien se porter les urines doivent toujours être très abondantes, faire usage, pour en augmenter le cours, de diverses boissons que l'hygiène ne peut conseiller. Il en est de même de tous les moyens forcés, qu'en chaque occasion, pour la moindre gêne, les soldats et les paysans cherchent à mettre en usage pour augmenter ou rendre abondante l'humeur de la perspiration.

Lorsque les urines ne sont pas évacuées aussitôt que le besoin en est senti, la vessie se gonfle se tuméfie, l'hypogastre, ainsi que les lombes deviennent douloureux, la vessie se trouve disposée à la paralysie ou à l'inflammation catarrhale ; il est donc prudent de ne

point retenir les urines toutes les fois que le besoin de
les évacuer se fait sentir.

Des Déjections.

Par déjections on entend l'excrétion des matières
fécales, celles-ci sont le résidu des digestions ; pour
demeurer dans l'état le plus favorable à la conservation de la santé, il ne faut pas que les déjections soient
liquides et trop fréquentes, il ne faut pas non plus
que les excréments séjournent trop longtemps dans
les intestins, car alors ils deviennent durs et ne peuvent plus être poussés au dehors qu'avec la plus
grande difficulté ; c'est ce retard et cette gêne dans les
selles que l'on appelle constipation.

Les personnes qui s'abandonnent chaque jour aux
excès de la table, ou celles qui sans règle ni mesure
ingèrent dans l'estomac des aliments grossiers non
suffisamment mâchés, digèrent mal ; les causes les plus
ordinaires de la constipation, sont la prise d'aliments,
en trop petite quantité, les travaux excessifs du corps
ou de l'esprit, quelquefois les excès dans le vin et les
liqueurs, le coucher prolongé et une vie sédentaire et
oisive ; mais la vie militaire ne laisse pas souvent le
soldat sous l'influence de ces deux dernières causes.

Ce que nous venons de dire donne la raison pour
laquelle, lorsque les troupes se mettent en marche
par un temps sec et chaud, le soldat convenablement
couvert, plusieurs hommes, durant les premiers jours,
éprouve la gêne de la constipation, qui souvent se
trouvent remplacée par un relâchement brusque, s'ils
n'évitent pas avec assez de soin l'humidité ou le ré-
froidissement.

Pour le soldat en campagne, lorsqu'elle n'est pas trop forte, ni trop opiniâtre, qu'elle ne se trouve pas accompagnée de douleur, la constipation n'est pas un mal ; mais si elle devenait gênante, il doit promptement la combattre, et il le peut avec facilité en ajoutant à sa boisson ordinaire un peu de miel, ou tout autre relâchant peu purgatif, tels que *tamarin*, *casse*, *manne*, etc. Souvent le fumage du tabac produit le même effet sur l'homme qui en a peu l'habitude ; mais souvent aussi ce moyen, qu'on se le rappelle, n'est pas exempt d'inconvénient.

Des excrétions artificielles.

Qu'elles soient le résultat de la volonté, ou qu'elles soient accidentelles, comme elles rentrent tout à fait dans les parties de la médecine désignées sous les noms de thérapeutique et de pathologie, nous nous dispenserons d'en parler.

CINQUIÈME CLASSE.

DES ACTIONS ET EXERCICES DÉPENDANTS DE LA VOLONTÉ (GESTA).

D mouvement.

Le repos prolongé est presque toujours le temps le moins favorable à la santé des troupes ; rien ne leur est plus salutaire que l'action, le mouvement. Toutes choses égales d'ailleurs, la santé du soldat se maintient mieux en campagne qu'en garnison, si surtout les opérations sont heureuses ; aussi, tant pour le préparer à bien combattre, que pour développer ou entretenir les qualités physiques et morales du militaire, en temps de paix ou durant les trèves, outre des exercices appelés *maniement des armes, évolutions, promenades*, etc., doit-on dans l'intérieur des casernes même lui offrir, comme distraction, certains autres exercices amusants et susceptibles d'exciter l'émulation, comme *les luttes, la danse, les sauts, les suspensions du corps à aide des poignets, des pieds, des phalanges des doigts, et des orteils ;* ainsi on empêche le jeune homme de donner trop de temps au souvenir du pays, on le distrait et on parvient à l'éloigner de la funeste nostalgie (1), en même temps qu'on fortifie sa santé, et qu'il apprend à savoir compter sur son adresse, son agilité, pour seul, au besoin, attaquer, ou pour seul se défendre.

Depuis l'invention des armes à feu, quoique la principale intention du tacticien ait été de diriger d'une manière heureuse, plutôt les forces des masses que celles des individus, on ne peut se dispenser de convenir que les premières ne deviendront redoutables par l'ensemble, la précision, la vitesse, qu'autant qu'individuellement les hommes qui les composent présenteront cette vigueur physique et cette fermeté morale qui font résister aux obstacles opiniâtres, et qui, presque toujours, par la conscience du succès en assurent la certitude.

---

(1) Nostalgie (affection produite pa le désir **extrême** de retourner dans son pays.)

Tous ces exercices doivent être gradués, et ne peuvent être continués longtemps ; sans ces précautions ils donneraient lieu à une extrême fatigue, qui, répétée, loin d'augmenter les forces les ferait perdre, enlèverait à l'homme toute sa puissance réactive, le conduirait à l'épuisement et par conséquent à une vieillesse précoce.

Du maniement des armes, des factions et des promenades militaires.

Dans les pays méridionaux, tant que le soldat ne se trouve pas entièrement acclimaté, le maniement de armes, les factions et les promenades militaires, ne doivent être que graduellement prolongés. En Espagne où, comme nous l'avons fait connaître, les vicissitudes atmosphériques sont fréquentes et tranchées, il convient de diminuer la durée des factions, leur répétition durant un temps judicieusement mesuré, étant toujours moins susceptible de disposer le soldat à devenir malade, que leur prolongation. Dans le nord de l'Afrique, depuis le commencement de juin jusqu'à fin de novembre, l'extrême chaleur durant le jour et la grande fraîcheur humide des nuits, rendent indispensable l'application de cette règle.

A l'époque des revues, il importe aussi de ne pas réunir les troupes sur le terrain trop longtemps avant l'arrivée des officiers inspecteurs, pour qu'elles soient d'une moins longue durée ; les inspections faites dans l'intérieur du bâtiment militaire pourront être plus fréquentes et plus rigoureuses.

En France, durant l'été, et dans presque tous les temps sous un ciel plus chaud, avertissons qu'il n'est pas du tout hygiénique de choisir l'heure de midi pour le moment des principales réunions militaires. Certes, il n'est pas douteux qu'il sortirait des rangs beaucoup moins d'hommes malades ou indisposés si les revues étaient passées à huit heures du matin ou à quatre heures de l'après-midi.

Contre l'usage établi parmi nos troupes de relever les gardes au milieu du jour, il serait avantageux en Espagne et en Afrique de ne les faire relever que le soir. Le soldat moins fatigué et plus alerte, au commencement de la nuit, résisterait plus facilement et plus heureusement à l'influence froide et humide.

Des marches.

Dans la partie sud de l'Espagne et en Algérie, principalement hors le temps peu long de la rigoureuse saison, les marches, si elles ne sont pas déterminées par l'urgence, devront être faites avant le lever ou après le coucher du soleil ; car il importe que le soldat ne soit pas exposé, chargé de ses armes et de son bagage, à la chaleur brûlante du jour.

Si on ne peut lui faire éviter cet inconvénient, tant qu'il ne sera pas acclimaté, la marche devra être un peu lente, et plus fréquemment interrompue ; mais si les troupes se mettent en chemin à l'époque des froids et des pluies, il conviendra alors, pour donner le signal du départ, d'attendre que l'aurore ait succédé à la nuit ; car, sous une atmosphère froide et humide, les marches faites avant que les ténèbres soient dissipées sont préjudiciables ; continuées longtemps, elles affaiblissent d'une manière remarquable l'homme et le disposent aux maladies de pernicieux caractères. Il n'est pas besoin de dire que lorsque le froid est intense la marche peut être prolongée et doit être accélérée.

Des haltes.

Après une marche soutenue durant quelques heures, il est toujours nécessaire de faire arrêter les troupes. Ce temps de repos s'appelle faire *une halte*. La plus longue presque jamais ne dépasse une heure de durée, elle n'est ordinairement permise que lorsqu'on est arrivé à la moitié, ou à peu près, du chemin que l'on se propose de parcourir. Cette grande halte ne devra jamais se faire sur un terrain désavantageusement situé. Les points qui mettent à l'abri de l'air de vent qui règne sont à préférer. Lorsque le pays parcouru est planté, la halte devra toujours se faire dans les bois ou dans les taillis qui, en été, procurent de l'ombrage, et qui fournissent en hiver, non-seulement des abris, mais encore ce qui est nécessaire pour l'entretien des feux. C'est lorsque les troupes suspendront la marche que surtout l'on devra veiller à ce que le soldat ne se découvre ni le ventre ni la poitrine, qu'il ne se décravate pas brusquement, qu'il reste la tête couverte, ou qu'avant de la découvrir entièrement, il soulève de temps en temps sa coiffure pour laisser l'air pénétrer en petite quantité, et refroidir graduellement le cuir chevelu. Une chose bien importante, que l'on devra aussi chercher à lui faire comprendre, c'est le danger extrême qu'il court en étanchant immédiatement sa soif, en buvant au courant même des eaux. Ne voit-on pas non-seulement en Espagne, dans les pays chauds, mais même en France, des hommes devenir subitement victimes de pareilles imprudences (1).

---

(1) M. Moreau de Jonnès rapporte qu'afin de prévenir les effets

Nous allions omettre de prévenir qu'en Espagne les sangsues sont communes, qu'en buvant au ruisseau même, on peut en avaler ; si cet accident arrivait, un mélange d'eau et de vinaigre (deux parties d'eau et une partie de vinaigre), ou un verre de vin serait pris sur-le-champ, et la sangsue ne résisterait pas long-temps à l'action de ce liquide.

Les eaux saumâtres, puisées dans les étangs ou les fossés, sont presque toujours funestes à la santé, aussi doit-on faire en sorte que les hommes ne s'éloignent pas du lieu de la halte pour aller se désaltérer à de pareilles sources.

Si le temps est devenu froid, et que quelque motif oblige à prolonger la station, il faut alors faire allumer des feux, et par quelques moyens de distraction non fatigants empêcher le soldat de se laisser aller au sommeil, de crainte que, pris en moment inopportun, et sans les précautions essentielles, il lui devînt funeste (1).

---

de la fraîcheur de l'eau, des médecins anglais consultés à ce sujet, ont indiqué, dans le cas où les soldats en route ne pourraient s'en abstenir, pendant que le corps est chaud et la transpiration considérable, de leur faire se laver les mains et la figure avec l'eau froide avant que d'en boire ; si cette précaution a été négligée et qu'il soit survenu des crampes ou convulsions, il faut, disent-ils, donner immédiatement une cuillerée à café de laudanum dans un verre de *groog*. La dose doit être répétée toutes les demi-heures ; il faut appliquer en même temps des fomentations de ce mélange sur l'estomac et sur le ventre, couvrir le corps avec une couverture, ou mieux le plonger dans un bain chaud s'il est possible de s'en procurer un immédiatement. Si les douleurs persistent, il faut injecter dans les entrailles un mélange d'eau et de liqueur spiritueuse dans la proportion d'une partie de la dernière sur trois d'eau.

(1) L'observation ayant fait connaître que le refroidissement

Avant de nous occuper de l'influence salutaire du repos et du sommeil, présentons quelques réflexions sur les effets directs de l'exercice du cheval, et des mouvements de la voiture.

Si, comme le pensait Sydenham, l'exercice modéré du cheval, est un des moyens avantageux qu'on puisse ordonner pour combattre plusieurs maladies, l'équitation répétée, il faut bien se l'avouer, favorise le développement de plusieurs affections graves, et hâte la vieillesse, si surtout les personnes qui sacrifient à ce genre d'exercice ne sont pas d'un tempérament vigoureux.

C'est particulièrement aux hernies que les cavaliers sont exposés, et les cuirassiers plus que tous les autres. De toutes les allures c'est le trot qui les détermine le plus souvent ; il arrive aussi que lorsqu'il est dur, quelque bon cavalier que l'on soit, le siége sauteer et tombe sur la selle ; que l'on se froisse les parties génitales, que le gonflement, l'inflammation et fréquemment des accidents plus sérieux peuvent en résulter : on les évite le plus souvent en ne négligeant pas la précaution de porter un suspensoir.

Les hernies seraient aussi beaucoup plus rares, si tous les militaires à cheval portaient sous le pantalon un petit caleçon *pelvi-abdominal* (à ceinture très haute) qui pourrait se fixer de manière à présenter la plus grande force d'appui sur les anneaux.

Quelques médecins ont aussi pensé que l'équitation donne lieu aux hémorroïdes ; mais d'après Montègre

---

causait aux chevaux des accidents analogues à ceux qu'il détermine chez les hommes, le cavalier, lors des haltes, doit prendre pour son cheval autant de précaution que pour lui-même.

et Briot de Besançon, l'équitation doit être plutôt considérée comme un préservatif, que comme une cause
de cette maladie. Les observations du baron Larrey
viennent à l'appui de cette opinion. Il dit avoir vu des
cavaliers débarrassés de tumeurs hémorrhoïdales par
la marche forcée d'un jour de bataille.

Le mouvement de la voiture et principalement de
la voiture non suspendue, mérite aussi de fixer un instant notre attention : quand on veut arriver vite sur
un point, des charrettes servent quelquefois au transport des soldats valides. En cette occurrence, il convient de leur commander de changer de place de
temps en temps, et fréquemment de position; afin
d'empêcher les ébranlements produits par la voiture
de se faire sentir toujours dans la même direction.
Lorsque ces précautions ne sont pas prises, il arrive
que les hommes qui sont placés sur les points les plus
éloignés de la parallèle de l'essieu, et qui par conséquent sentent le plus l'effet des cahots, éprouvent des
contusions ou des ruptures viscérales profondes.

Les cahots de la voiture, chez le plus grand nombre détermine le mal de tête, accident qui presque
toujours cesse aussitôt que l'on a mis pied à terre, ou
que l'on a pu se livrer au sommeil.

Cette remarque toute physique, que les personnes
assises au-dessus de l'essieu sont moins secouées que
celles qui occupent les extrémités, ne doit jamais être
oubliée des jeunes chirurgiens chargés d'accompagner
et de surveiller les évacuations des blessés.

Du repos et du sommeil.

Tous les exercices auxquels se trouve soumis le soldat diminuent assez promptement les forces du corps,

qui sans doute s'affaisseraient encore beaucoup plus vite, si elles n'étaient soutenues de toutes celles de l'âme ; mais quand le moral lui-même a favorisé la réaction physique de tout son ressort, que le cerveau, pendant seize à dix-huit heures n'a pas cessé d'agir comme organe de l'intelligence, et directeur des forces motrices, il faut bien que l'homme, même le plus opiniâtre, le plus courageux, cède à la loi de la nature ; que le repos succède au travail, le sommeil à la veille. Aussi après une bataille, un certain nombre de combats ou de marches, est-on dans l'habitude de retenir les troupes, un ou deux jours, suivant les circonstances, sur le même point, dans la même ville, exemptes de tout service pénible. On les y invite à la distraction, au plaisir, à bien profiter enfin du campos indispensable, pour qu'au premier signal, chaque homme plus frais et plus dispos d'esprit et de corps, puisse prouver que le rang qu'il occupe est celui d'un brave.

Le repos ne doit jamais être prolongé ; il deviendrait préjudiciable ; il est de remarque que les corps d'armée qui viennent d'exécuter de nombreuses opérations, et qui subitement se trouvent retenus dans l'inaction un peu prolongée, sont ceux qui fournissent le plus de malades. C'est encore bien plus sensible, si cette inaction est favorisée par un relâchement de la discipline, car alors aux accidents du corps se mêlent ceux du cœur ; non-seulement les rangs des bataillons s'éclaircissent, mais l'esprit militaire, cet esprit si sublime, quand le génie le commande, s'affaiblit, se perd, et la démoralisation comme la contagion la plus funeste, arrive et frappe partout.

Le sommeil, non prolongé au delà du temps nécessaire au repos de l'organe régulateur des fonctions de relations est indispensable ; il importe nécessairement à la conservation de la santé : l'officier commandant ne doit point oublier que la durée d'une trop longue veille aura pour ses hommes des inconvénients fort graves ; que la résistance au sommeil ne peut être portée au delà de certaines limites, toutes relatives à l'âge, au tempérament, et à l'habitude. Ne sait-on pas que celle-ci laisse à l'homme dont le sommeil serait le plus léger, la facilité de fort bien dormir dans le voisinage du bruit des tambours, des canons, etc.?

Sans rappeler toutes les précautions relatives au coucher, nous répéterons qu'il est de la plus grande importance pour la santé de tâcher d'éviter le refroidissement de la peau, cause fréquemment déterminante de plusieurs maladies, particulièrement du rhumatisme aigu.

SIXIÈME CLASSE.

LES SENSATIONS, LES AFFECTIONS DE L'AME, LES FONCTIONS INTELLECTUELLES (PERCEPTA).

Si sur chaque individu, dans quelque position où il se trouve, l'observateur apprécie toute l'influence du physique sur le moral, et réciproquement, il doit particulièrement en calculer toute la force, lorsque des hommes se trouvent réunis sous la conduite d'un seul, pour arriver au même but et surtout à un but d'utilité publique et de gloire nationale.

Les plus grands capitaines de terre et de mer ont tous senti les avantages de l'heureuse direction de ces influences réciproques, et en général les plus heureux dans les expéditions qu'il était de leur destinée de diriger, ont été ceux qui ont su faire naître et entretenir parmi les hommes soumis à leur commandement, une espèce d'enthousiasme et d'extase presque épidémiques.

Par l'expérience, ces grands hommes avaient appris que les sensations sont aussi indispensables à la vie physique qu'à la vie morale, et que le plus brave soldat l'est encore davantage, quand il a la certitude que la prévoyance de son chef lui fournira non-seulement les moyens réparateurs et conservateurs des organes essentiels à la vie absolue, mais encore s'efforcera de mettre à sa disposition toutes les ressources capables de perfectionner les organes des sens, si indispensables à la vie de relation.

Des sens externes spéciaux.

Les organes des sens sont au nombre de cinq : 1° *La vue ;* 2° *L'odorat ;* 3° *Le goût ;* 4° *L'ouïe ;* 5° *Le toucher ou tact ;* c'est par eux que nous nous mettons en rapport avec les êtres ou les corps inanimés qui nous entourent : leur structure favorise la perception de ces corps de la manière la plus avantageuse.

Chaque organe des sens a donc une structure ou une forme qui lui est propre, et on attribue avec raison à cette différence de forme, la différence des sensations qu'ils ont rôle ou charge de transmettre au cerveau : ne considérer les organes des sens que relativement à la conservation de l'usage de leurs fonctions étant notre unique but, nous n'entrerons dans aucune considération descriptive de leur structure.

De la Vue.

L'un des plus importants sens externes est la vue,

dònt l'organe immédiat est l'œil ; la lumière est l'excitateur direct de celui-ci : la vue, modifiée de diverses manières, en raison de la quantité, de l'intensité et de la vitesse des rayons lumineux, nous fait distinguer les couleurs, la figure, la distance, souvent le genre des mouvements des choses extérieures.

La privation passagère de la lumière, augmente la sensibilité visuelle, prolongée elle l'exalte; aussi n'est-il pas rare de voir les hommes qui ont été renfermés durant un temps assez long, dans des lieux obscurs, éprouver lors du passage de ces lieux à la lumière libre, une sensation douloureuse, perdre même la vue, si la privation de la lumière avait été longue, et si l'action de son retour était brusque.

Le chef militaire humain n'oubliera donc pas que la prolongation de la détention de ses subordonnés, dans les cachots, les prédisposent à la cécité, et le soldat devra toujours se souvenir qu'en se mettant dans le cas d'encourir l'application de cette peine, il s'expose à la perte plus ou moins prompte des fonctions visuelles.

Il est des circonstances où la cécité arrive subitement, c'est lorsque l'action de la lumière est trop vive sur l'œil ou qu'une cause quelconque a déterminé une inflammation de l'une de ses membranes.

L'indication seule de ces accidents fait connaître à l'homme sensé les précautions qu'il doit prendre pour les éviter.

Lorsque les troupes habiteront et parcourront les terrains où la vue ne rencontre que peu ou pas d'objets remarquables susceptibles de varier leur attention, et de fixer les rayons visuels, tels que les lieux couverts de sables fins et blanchâtres, ou de neiges, les bésicles ordonnées par ceux de nos maîtres qui ont fait la glorieuse campagne d'Egypte, devront être commandées aux soldats qui, après examen des officiers de santé des corps, paraîtront les plus exposés aux maladies de l'œil.

La fraîcheur des nuits, lorsque l'on reste longtemps exposé à son action, paraît être, dans les pays chauds, la cause la plus active de cette névrose, appelée héméralopie, maladie caractérisée par la privation de la faculté de voir, pendant que le soleil est sur l'horizon.

La connaissance de cette cause de maladie corrobore la recommandation que nous avons déjà faite de multiplier les factions, plutôt que de les prolonger durant la nuit.

De l'Odorat.

L'organe de l'odorat est loin d'être développé au même dégré dans chaque individu : de là cette différence de facilité que chacun présente pour supporter les odeurs.

Plusieurs observateurs affirment que l'olfaction est bien plus délicate chez les hommes de couleur que chez le blanc. Ceci nous conduit à demander, si de cette remarque on ne pourrait pas tirer quelque avantage pour la guerre d'Afrique.

Les partis de Bédouins cherchent plus souvent à surprendre nos soldats qu'à les combattre bravement; joignant à nos éclaireurs quelques nègres, lorsque le Bédouin ne peut être aperçu, il serait peut-être senti d'assez loin, pour faire éviter à nos braves les surprises.

Les odeurs généralement reconnues fortes et désagréables causent souvent divers accidents, tels que le mal de tête, des étourdissements, des mouvements convulsifs, des hémorragies nasales, des nausées, des

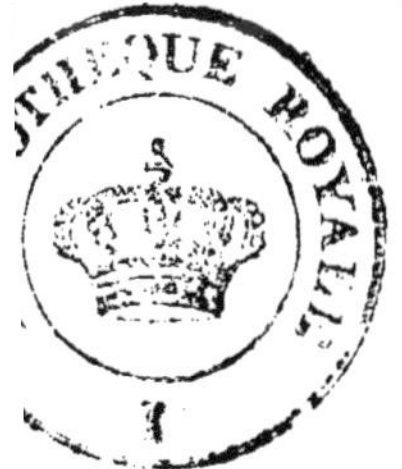

défaillances, quelquefois l'asphyxie, etc. Aussi, doit-on éviter de faire séjourner les troupes, non-seulement dans les lieux desquels il se dégage des odeurs pénibles à supporter, mais encore dans leur voisinage situé sous le vent.

Le soldat étant souvent exposé aux variations atmosphériques, contracte facilement, le *coryza*, inflammation catarrhale de la membrane muqueuse des fosses nazales, appelée vulgairement et improprement *rhume de cerveau* : il en résulte chez lui diminution ou perte de l'odorat, jusqu'à disparition complète de la maladie ; souvent même l'olfaction ne revient pas au même degré, si surtout le mucus nasal reste altéré dans ses propriétés physiques.

Ce sera donc en s'habituant le plus possible à supporter l'action des variations atmosphériques, en même temps, en s'attachant à éviter ou à éloigner autant qu'on le pourra, toutes les autres causes de l'irritation et de l'inflammation de la pituitaire, que l'on conservera la délicatesse de l'odorat.

L'homme qui a perdu le nez en partie ou en totalité, ne se trouve pas entièrement privé de l'olfaction, si, comme l'a conseillé le professeur Béclard, on se dépêche de remplacer le nez perdu, par un nez artificiel en carton vernissé.

Du Goût.

Le goût est le sens par lequel nous percevons les saveurs : son principal organe est la langue ; cependant la voûte palatine, son voile, la face interne des joues, le pharynx, l'œsophage et l'estomac lui-même, sont susceplibles d'éprouver des impressions par le contact des corps savoureux.

Les soldats et les marins fument ou chiquent beaucoup.

Ils font usage d'aliments salés et de liqueurs fortes ; aussi chez eux la délicatesse sensitive des organes qui concourent à la formation du goùt, se trouve-t-elle émoussée : elle paraît l'être davantage chez le marin que chez le soldat, celui-ci ne mâchant que très rarement le tabac, et ne faisant pas usage durant un temps aussi long des aliments de campagne désignés sous le nom de salaisons.

Le goût ne s'exerce donc d'une manière sûre, que lorsque la membrane muqueuse qui en revèt l'appareil reste dans une intégrité parfaite, et que la salive ne se trouve aucunement modifiée dans ses propriétés physiques.

Ce sens et celui de l'odorat président au choix des aliments : si le premier perçoit une saveur désagréable, le second une odeur de même nature, on peut être convaincu que la substance qui présente de pareilles qualités, peut nuire, et par conséquent doit être rejetée du régime alimentaire.

De l'Ouïe ou Audition.

L'audition nous fait connaître l'intensité, le timbre, le ton des sons : par elle nous jugeons de la voix et de la parole, de la distance et de la position des corps sonores.

Un ensemble d'organes, comme pour la vision, par leurs propriétés physiques concourent à la fonction de l'audition. Derrière eux se trouve un nerf appelé *nerf acoustique*, qui reçoit et transmet les impressions.

Le sens de l'ouïe, étant essentiellement lié à la parôle, il contribue, plus que tous les autres, à nous mettre en rapport avec le monde moral. Lorsque plusieurs sons se réunissent, et se confondent de manière à être difficilement distingués, il en résulte pour l'oreille une espèce de tintement, de bourdonnement incommode que l'on désigne sous le nom de bruit. Un bruit instantané porté à un haut degré (la détonation surtout) peut amener plus ou moins vite des modifications fâcheuses dans les fonctions des organes auditifs.

Tous ceux qui se sont trouvés dans le voisinage de fortes détonations, n'ignorent pas qu'elles sont, suivant la disposition organique, et l'habitude que l'on a de les entendre, plus ou moins difficiles à supporter; le canonnier lui-même ne cesse de leur être impressionnable qu'à la suite d'un grand nombre d'épreuves : aussi fera-t-il bien, lorsqu'il doit se trouver sous l'influence de fortes détonations, de conserver dans l'oreille un peu de coton; cette simple précaution suffit pour beaucoup affaiblir les vibrations perturbatrices produites par l'explosion des armes à feu.

Il est aussi de pratique de fermer la bouche lorsque l'on met le feu sur une pièce. Il faut bien que cette précaution soit de quelque avantage, puisque, parmi les artilleurs, la recommandation en est traditionnelle. Quelques-uns assurent aussi qu'il leur semble que leurs organes éprouvent une commotion moins grande, quand ils prennent la précaution de mordre le coin de leur mouchoir au moment de la détonation.

En général les malades, mais spécialement les blessés, sont très incommodés des détonations de l'artillerie; aussi lorsqu'on aura lieu de craindre la répétition de ces détonations dans le voisinage des hôpitaux, quels

que soient, d'une part, l'état des malades et de l'autre
la rigueur de la saison, une évacuation, quoique em-
barrassante, et très pénible en pareille occurrence, devra être commandée pour éloigner *les blessés surtout*
du théâtre des hostilités.

Dans les villes assiégées, l'humanité commande d'é-
loigner le plus possible les femmes enceintes du lieu
où le bruit du canon se fait entendre avec intensité.
Si à la suite des armées, comme cela arrive trop souvent, il se trouvait quelques femmes en état de gros-
sesse, il doit aussi leur être commandé de ne jamais
rester dans le voisinage des batteries, l'expérience
ayant demontré que l'un des plus constants effets des
détonations sur les femmes dont la gestation est avan-
cée, est d'amener l'avortement suivi de convulsions
très souvent mortelles.

Du Toucher.

Le toucher est le sens par lequel nous apprécions
les qualités palpables des corps : ses organes principaux sont les mains; aussi la répétition du maniement
des armes, et tous les autres travaux manuels auxquels
les soldats doivent se soumettre, diminuent-ils beaucoup la sensibilité tactile de ces organes. Il est même
heureux que l'épiderme puisse se durcir, et, sans perdre toute sa souplesse, offrir plus de résistance; sans
cela, trop fréquemment déchiré, il ne protégerait plus
les deux autres couches de la peau (*le corps muqueux
réticulaire et le derme*); celles-ci s'irriteraient, elles de-
viendraient phlegmoneuses, et le résultat direct de
ces phénomènes morbides, serait un ulcère d'une
guérison très souvent difficile.

De la Faim et de la Soif.

La faim ou le besoin impérieux de manger, est un sentiment instinctif, toujours très pénible à supporter, qui, prolongé au delà d'un certain temps, devient *rage de faim* ou maladie.

Ce besoin se fait sentir d'autant plus vite chez le soldat qu'il fatigue davantage. Non satisfaite ou pas assez promptement ou assez complétement rassasiée, la faim devient donc une maladie réelle, qui, prétend-on, a beaucoup d'analogie avec l'inflammation de l'estomac. Cependant, on ne peut se le dissimuler, cette inflammation reclame pour son traitement d'autres moyens que ceux que l'on serait porté à conseiller, si l'on avait affaire à une phlegmasie produite par une tout autre cause.

Le principal remède de cet état de souffrance est, selon tous les vrais praticiens, la prise graduée d'aliments faciles à passer et de plus en plus fortifiants.

Lorsque l'on se trouvera dans la dure nécessité de diminuer la ration du soldat, quelque petite qu'en puisse être la quantité, on fera en sorte de distribuer toujours quelque aliment, aux heures ordinaires des repas; ainsi, tout le sentiment pénible d'un besoin non suffisamment satisfait ne sera pas détruit, mais on arrêtera, on empêchera, même le développement d'accidents très graves, souvent mortels, suite inévitable d'une faim trop prolongée.

Les médecins des régiments n'ignorent pas que les boissons chaudes et diverses préparations médicamenteuses, peuvent aussi retarder plus ou moins longtemps le sentiment de la faim.

Lorsqu'une circonstance quelconque fait reculer

l'heure du repas, si l'on en croit le proverbe du soldat, *se serrer le ventre pour attendre plus patiemment,*
serait une bonne précaution. Sur nos militaires, et sur
moi-même, ayant été à même d'en vérifier plus d'une
fois l'effet, je crois qu'il justifie la recommandation,
et que l'on peut affirmer que la compression faite sur
le ventre, engourdit pour quelques instants le besoin
de manger.

La soif est aussi un sentiment instinctif, lorsqu'elle
n'est pas éteinte à temps, elle devient un besoin plus
impérieux que la faim : elle cause, lorsque les liquides
qui servent à l'apaiser manquent, des accidents plus
promptement fâcheux, que ceux qui sont le résultat
de la faim prolongée.

Le soldat sait fort bien, par l'expérience, que l'eau
pure ne désaltère pas complétement, lorsque la soif
est devenue très ardente, aussi en marche recherche-
t-il avec avidité les fruits acides, qui tempèrent ou
modèrent la soif, et afin de l'étancher plus sûrement
réclame-t-il avec instance, soit du vinaigre, soit de
l'alcool qu'en proportion convenable il ajoute à l'eau.

Les personnes qui en ont fait l'observation, assurent
que lorsque la soif est extrême, on l'apaise plus
promptement en humant en quelque sorte le liquide
desaltérant, au moyen d'un chalumeau de paille, que
si on l'avalait à longs traits.

Des besoins de l'Amour physique.

L'homme appelé à suivre la carrière des armes, soit
volontairement, soit par l'action de la loi, est l'homme
à la fleur de l'âge, qui, pour ainsi dire, ne fait encore
que d'arriver à l'époque où, sans se rendre trop parfaitement raison de ce qu'il éprouve sous l'influence de

l'orgasme vénérien, se trouve assiégé par mille impressions, mille idées, mille besoins nouveaux.

Si cet orgasme vénérien devient trop impérieux, si les circonstances ne donnent pas la facilité de le satisfaire, il peut déterminer les maladies les plus fâcheuses; mais, je le répète, il faut que les désirs soient devenus trop impérieux pour qu'on observe ce pénible résultat. Aussi à moins de quelque disposition naturelle heureusement assez rare, l'expérience a-t-elle appris qu'en obligeant habituellement les hommes à des travaux plus ou moins rudes, en leur imposant une vie simple et frugale, en circonscrivant en quelque sorte leurs plaisirs, les désirs irrésistibles, qui prolongés sont l'*érotomanie*, ne se manisfestent point. Sous l'action de ces moyens dans les pays froids, l'époque même de la puberté se trouve beaucoup retardée, et dans nos campagnes la manière d'être de leurs habitants nous en fournit la preuve.

De ces considérations le chef militaire, surtout celui qui est expérimenté, saura déduire les règles les plus favorables à la santé physique et au repos moral de ses soldats.

Si en France, autant que possible une bienveillante surveillance pour chaque corps a été établie dans l'intérêt des mœurs, comme dans celui de la santé publique, cette surveillance devra encore se montrer bien plus attentive sous un climat qui augmente la susceptibilité nerveuse et rend le ferment spermatique quelquefois si incommode, que si parfois l'homme, ne trouvait la possibilité de se livrer à l'acte vénérien, il pourrait chercher à faire cesser l'état d'incommodité ou de maladie qui en serait la conséquence, par des actes honteux qui le dégradent et que repousse la nature.

Sans entrer dans de longs détails sur les abus de la copulation, lors même qu'elle est permise et non soupçonnée de danger immédiat, nous dirons encore avec le Baron Larrey ; que « en Espagne (et nous ajou-
« terons, en Afrique) il convient d'être très réservé
« sur le commerce des femmes, dont l'usage immodéré
« est très pernicieux, l'expérience ayant fait connaître
« que l'irritation ou les excitations forcées des orga-
« nes génitaux produisent des effets analogues sur
« l'estomac. » Disons aussi sur le cerveau et le cervelet.

« De plus, dans les pays chauds, les femmes conser-
« vent souvent des symptômes syphilitiques latents et
« ignorés d'elles-mêmes, lesquels ne pourraient rester
« cachés sous un climat plus froid. »

Des fonctions de l'Esprit.

Si les travaux et les exercices développent les qualités physiques de l'homme, les études bien dirigées augmentent la force de son âme, rendent son esprit plus fécond en ressources, et donneront toujours individuellement aux militaires sages un avantage immense. Cet avantage individuel se rencontrant en totalité, ou en grande partie dans tous les sujets qui composent la masse organisée appelée *régiment*, *division*, *armée*, donnera une puissance d'attaque et de résistance que nous aurions peut-être un peu de peine à comprendre si les fastes de nos dernières guerres n'étaient là pour dire tout ce que peut le courage de quelques soldats intelligents contre les hordes barbares.

Si parfois la force brute l'emporte, l'homme de cœur succombe, il est vrai, mais le souvenir du héros demeure, et quoi qu'on fasse ou puisse dire, la gloire lui reste !

Il importe donc aux gouvernements monarchiques constitutionnels qui, pour affermir leur liberté et assurer la marche de la civilisation, auront encore, il est probable, plus d'une lutte à soutenir, de cultiver les facultés intellectuelles et morales du soldat avec autant de soin qu'ils favorisent le développement de sa vigueur corporelle.

Nous pensons que ces considérations vont bien au sujet de notre travail, et nous les appuierons de toute la force des réflexions suivantes.

« Sous l'influence de sentiments élevés, de nobles
« passions, les fatigues semblent plus légères, les pri-
« vations moins pénibles, le frein de la discipline
« moins rude; et par suite les actions organiques se
« maintiennent plus libres, plus régulières; en même
« temps que la santé éprouve de moins fréquentes
« atteintes, la discipline surtout, qui est l'âme des ar-
« mées, et le lien qui en maintient rassemblés les élé-
« ments divers, se montre d'autant plus ferme,
« d'autant plus résistante que les soldats sont plus
« profondément pénétrés et du sentiment de leurs de-
« voirs et de ce qu'a d'honorable, d'imposant et
« d'utile la mission qu'ils remplissent (1). »

J'ajouterai que si les soldats sont pleins de l'amour de la patrie et du prince, que s'ils reçoivent cette instruction intellectuelle et morale qui fait bien apprécier la nature et l'étendue de l'obligation, toujours nous aurons une armée nationale.

Les études auxquelles on pensera devoir astreindre le soldat, ne lui causeront jamais les maux que peuvent produire la trop longue application, la

-----

(1) Horeau, thèse citée.

nature de son service ne lui permettant que de donner un temps très limité au genre d'occupation mentale, qui pourrait même avoir pour lui le plus d'attrait.

Au contraire, s'il se trouvait retenu dans un de ces lieux où l'existence devient monotone et triste, comme dans une citadelle, un fort isolé, une prison, la culture de son esprit lui produirait des ressources qui certes l'éloigneraient beaucoup, soit des vices, soit des maladies que produisent presque toujours l'insouciance, l'oisiveté et l'ennui. Mais sur les chefs directeurs des opérations militaires, sur ceux principalement qui doivent en prendre toute la responsabilité, les travaux de l'esprit prolongés, soit immédiatement après le repas, soit trop tôt après avoir éprouvé les fatigues d'une marche longue et difficile, d'un combat, d'une bataille, ne sont pas sans danger, surtout dans les pays chauds.

La *frénésie* ou l'aberration mentale et plusieurs autres maladies peuvent en être la conséquence. Le plus rigide de nos guerriers doit donc, par suite même de ses devoirs envers la patrie, se laisser aller avec ses compagnons d'armes à quelques joyeux amusements.

Des passions et affections de l'âme.

Nous ne dirons pas avec quelques auteurs, qu'il faudrait que l'homme n'eût pas de passions; nous dirons, au contraire, qu'elles sont utiles, même indispensables au bien-être de la société; le mal qu'elles produisent ne vient pas de leur existence, mais bien de leur violence et de leur abus.

Que serait l'homme, je le demande, sans les affections de l'âme? n'aurait-il pas le plus grand rapport avec la brute, de laquelle, toutefois, il ne se distinguerait que par la fâcheuse nécessité de satisfaire un plus grand nombre de besoins organiques ?

Tout le monde sait que les passions sont le résultat de sensations intérieures plus ou moins violentes, plus ou moins durables, et qu'elles ont sur la santé de l'homme une influence extrême. C'est sous ce dernier rapport et spécialement en ce qu'elles ont d'action sur la vie du soldat, que nous allons nous en occuper.

Des passions gaies ou heureuses.

Les passions gaies ou heureuses sont excitantes, et ne produisent un effet fâcheux sur la santé que lorsqu'elles sont trop vivement senties, ce qui arrive principalement lorsqu'elles succèdent brusquement à des passions vives de nature opposée.

Les passions excitantes qui agissent le plus fréquemment sur le soldat sont : *l'enthousiasme, la bienveillance, la bienfaisance, la générosité, la reconnaissance, l'amitié et l'ambition modérée.*

De l'Enthousiasme.

L'admiration extrême que nous éprouvons soit pour une personne ou une chose, nous rend enthousiaste ; ce qui veut dire qu'elle nous met dans une disposition telle, que nous recevons et voulons faire recevoir tout ce qui a rapport à cette personne ou à cette chose, avec les préventions les plus favorables. Nous souffrons même si nous voyons quelqu'un se refuser au partage du sentiment exalté qui nous domine.

Ce sont les hauts faits, les belles actions, l'expression des plus nobles sentiments qui, sur les masses, déterminent l'entraînement, l'enthousiasme. Lorsque les faits se répètent, qu'ils paraissent tous se rapporter, soit par leur résultat, soit par leur cause, à un seul homme qui, par sa destinée principalement, paraît devoir fixer celle du plus grand nombre, alors l'enthousiasme arrive à son comble, par l'influence de l'imitation ou plutôt par sympathie, elle se communique à chaque individu.

La masse paraît subir le résultat inévitable de la même influence. Une épidémie d'extase frappe, on pourrait le croire, presque tous les hommes, et celui qui se trouve alors l'objet heureux de leur attention admirative, est proclamé le héros, enfin, il arrive au faîte de la gloire.

Relativement aux individus, pour l'ordinaire l'enthousiasme, comme l'amour, est une passion de la jeunesse; dans un âge plus avancé, l'admiration extrême peut bien encore exister, mais elle n'entraîne plus avec une force irrésistible. Alors l'égoïsme, ce sentiment froid de l'intérêt privé, si souvent avec fausseté appelé *prudence*, ne tarde pas à en venir tempérer l'action.

N'en faisons pas un reproche trop sérieux à l'humanité, cette manière d'être et d'agir n'est-elle pas le résultat du désenchantement de la vie, et l'expérience ne détruit-elle pas les illusions du jeune âge, comme le lever du soleil fait évaporer la rosée du matin ?

De la Bienveillance, de la Bienfaisance et de la Générosité.

La bienveillance est la disposition favorable que l'on éprouve pour autrui, déjà nous l'avons fait entendre; elle suit toujours l'enthousiasme, quoique cette passion n'en soit pas l'antécédent obligé, comme la bienfaisance, la générosité et l'amitié. La bienveillance excite le sentiment de gratitude : on ne peut trop se le répéter, c'est de toutes les affections de l'âme, la plus avantageuse à la célébrité de l'homme puissant ou riche; car de la disposition à vouloir le bien, ne lui est-il pas plus facile qu'à tout autre, d'arriver à son exécution, et si avec discernement il parvient à le faire sur une large échelle, n'obtient-il pas le plus beau titre que l'homme puisse désirer, celui de bienfaiteur de l'humanité !

Si ces qualités du cœur assurent l'influence de l'homme sur ses semblables, elles sont donc essentielles aux militaires, et surtout au militaire chef; elles lui seront d'un grand secours moral. Tout homme qui a vécu avec le soldat ne l'ignore pas; il sait que rien ne contribue davantage à gagner, à conserver sa confiance et à maintenir sa santé qu'un service souvent inattendu qu'on lui rend à propos.

L'espérance et le courage, sources fécondes des plus belles actions, en sont le résultat direct, et portent toujours l'homme, même le plus débile, à résister avec succès à l'influence pernicieuse des fatigues et de la pénurie.

La bienveillance et la bienfaisance fournissent aussi au capitaine expérimenté le moyen le plus sûr de faire éviter ou de combattre avec avantage la *nostalgie* (maladie du pays), qui dans les revers surtout ne tarde pas à atteindre les hommes non encore éprouvés, qui depuis peu de temps sous les drapeaux s'imaginent à tort, et trop souvent, n'être l'objet d'aucune bienveillance.

De la Reconnaissance.

La reconnaissance est le souvenir de l'âme, et non l'expression seule de la satisfaction plus ou moins vive que l'on éprouve au moment même de la réception d'un bienfait.

Pour éprouver de la reconnaissance il faut un grand cœur, et un esprit droit. Sans ces qualités le sentiment de gratitude n'est pas durable. Le temps efface bientôt l'impression reçue, et le souvenir du service rendu ne tarde pas à se perdre : qu'on ne l'oublie jamais, l'histoire en fournit mille exemples, les services méconnus ont causé plus d'une catastrophe, tandis que la promesse seule d'un souvenir honorable d'une mention, et le sentiment de joie que détermine une récompense justement accordée, ont souvent suffi pour rendre inébranlable la fidélité, et en même temps rétablir la santé de bien des hommes qui paraissaient l'avoir perdue pour toujours ?

Pourquoi la plupart des hommes ne mettent-ils pas en pratique cette belle maxime de l'un de nos plus illustres écrivains ?

Que rien n'est doux comme de publier les services qu'on a reçus.

Des passions tristes.

Les passions tristes sont débilitantes; elles prédisposent promptement aux affections graves appelées *adynamiques, ataxiques, pernicieuses ;* elles sont suivies d'altérations dites organiques, et plus que les passions gaies, même les plus exaltées, elles peuvent promptement déranger la santé, causer même subitement la mort.

Celles de ces passions qui agissent le plus sur l'homme de guerre sont : 1° *l'orgueil et la vanité*, 2° *l'ambition extrême*, 3° *la colère*, 4° *le chagrin et le découragement*, 5° *la frayeur*, 6° *l'égoisme*.

De l'Orgueil et de la Vanité.

L'orgueil est l'exaltation du plaisir que nous avons à nous occuper de nous-même, et à nous croire supérieur à tout autre. Lorsqu'on se laisse complétement dominer par cette passion, on devient insupportable aux autres hommes; on ne tarde pas, quelque puissant ou riche que l'on soit, à être contrarié, ou plus ou moins blessé, et il en résulte une réaction orgueilleuse qui amène la colère avec ses accidents, souvent aussi la *mélancolie*, la *misanthropie*, l'*hypocondrie*, en sont la suite, plus souvent encore la *monomanie orgueilleuse*.

L'orgueil, chez les petits qui en sont gonflés, donne des résultats analogues d'une manière plus prompte, ce qui s'explique par l'impossibilité de satisfaire un aussi grand nombre de fantaisies, et de se donner ou de recevoir un aussi grand nombre de distractions, comme par la peine que leur font ressentir les sarcasmes auxquels ils sont plus en but.

La vanité est la satisfaction immodérée que nous éprouvons à paraître l'emporter en quelque chose sur autrui, ou à le faire croire. Cette passion est plus fréquemment celle des femmes et des enfants; et ils le doivent peut-être plus à leur position dans la société qu'à leur nature ; quelquefois elle est aussi celle des jeunes gens qui débutent, rarement celle des hommes faits ou de ceux qui ont vécu, à moins qu'ils n'aient été toujours ou qu'ils soient devenus insensés.

De l'ambition.

L'ambition ne doit être rangée parmi les passions tristes, que lorsqu'elle n'est pas contenue dans de justes bornes : bien dirigée, elle alimente l'espérance, l'entretient; elle conduit quelquefois à la gloire. Cette passion assure souvent le bonheur des individus, même celui des familles : mais lorsque l'ambition devient un besoin immodéré d'honneurs et de richesses, elle devient aussi la source de mille maux. Les désirs de l'ambitieux s'augmentent toujours en raison de la facilité qu'il trouve à les satisfaire; il en résulte qu'il ne se croit jamais arrivé au but, et qu'il vit toujours dans l'anxiété puisqu'il reste sans cesse entre la crainte et l'espérance : sans trop s'en apercevoir, l'opiniâtreté ou le découragement s'augmente chez lui de toute la force des obstacles qu'il rencontre. S'ils lui paraissent presque ou entièrement insurmontables quelque effort qu'il fasse sur lui-même; si complétement il n'abandonne vite l'objet de sa passion, il deviendra jaloux, envieux, cupide, partial et même parfois cruel. Le chagrin et les remords viennent après, le minent, le rongent, le conduisent au *spleen*, au désespoir, et l'entraînent au suicide, ou bien déterminent chez lui une maladie organique suivie d'une lente consomption. Le meilleur moyen de se modérer dans ses vues ambitieuses, et par conséquent d'éviter les maux qu'elles produisent, c'est de penser comme le vertueux médecin E. Tourtelle.

Que « l'ambition des richesses et des honneurs

« exige trop de soins et trop d'inquiétudes, pour qu'un
« homme sensé s'y livre à l'excès. »

De la Colère.

La colère *ou fureur prompte,* caractérisée par la contraction des muscles de la face, la violence de tous les mouvements, la véhémence des discours, l'irritation extrême de tout le système nerveux, l'accélération du cours du sang, la rougeur et l'intumescence du visage, est un sentiment pénible qui nous fait réagir avec une violence instantanée contre ceux qui nous blessent ou que nous supposons vouloir nous blesser.

La seule énumération, comme la seule observation des phémomènes qui caractérisent cet orage de l'âme, fait soupçonner l'ébranlement qu'il cause à tout notre être, aussi détermine-t-il souvent de nombreux et graves accidents.

L'ictère ou jaunisse, l'apoplexie, la phrénésie, la folie incurable, la paralysie, la perte d'un ou de plusieurs sens, l'abolition d'une ou de plusieurs fonctions, la mort immédiate.

Combien les annales de la médecine ne renferment-elles pas d'observations de décès, qui ont terminé brusquement un accès de colère, ou qui sont arrivés peu de temps après.

La colère non-seulement dérange la santé de celui qui y est enclin, mais elle peut encore l'entraîner aux actes les plus funestes ; comme il le dit souvent lui-même, l'homme colère ne se connaît plus, il est sous l'influence d'une force inappréciable, *il est possédé :*

___

(1) Encyclopédie médicale, tome 8, page 529. **Paris.**

c'est l'expression vulgaire, mais elle est juste. Le militaire, porteur d'armes qui ne devraient jamais être offensives que contre les ennemis de la patrie, doit surtout s'efforcer de maîtriser ce terrible sentiment. Comme chef, il lui vaut souvent la désaffection des hommes les plus disposés à lui obéir; et comme inférieur, il le porte à enfreindre les règles de la discipline : tout soldat sait à quel terme fatal cette infraction peut conduire.

La gloire du plus grand capitaine de l'antiquité fut ternie par un mouvement de colère : Alexandre, hors de lui, ne devint-il pas le meurtrier de son plus sincère ami ?

La colère est une passion qui, comme le dit Tourtelle, ne peut être prévenue que par une bonne éducation et une saine morale : ce qu'il y a de mieux à faire, pour arrêter la fureur et ses effets, c'est d'éloigner de l'homme qui en éprouve un accès, tout ce qui serait capable d'exciter ses sens ; de ne pas trop vouloir le contraindre, ce qui est cependant utile quand , dans son délire il menace ses jours ou ceux d'autrui : hors cette circonstance, il convient de lui opposer le plus grand calme, le plus grand sang-froid ; de l'engager à se remettre et à prendre quelques rafraîchissements. « N'oubliez jamais, a dit un sage aux gens coutumiers « du fait, de boire un verre d'eau quand l'accès vous « prendra. »

De la Tristesse, du Chagrin et du Découragement.

La tristesse et le chagrin prolongés font ressentir à l'épigastre une constriction ou resserrement douloureux, généralement désigné par cette expression, *le serrement du cœur.*

8.

De toutes les affections malheureuses, ce sont celles qui influent le plus défavorablement sur la santé morale et physique du soldat. Elles le conduisent au découragement, qui est le manque de réaction, contre ce qui nous affecte péniblement ; elles lui enlèvent toute énergie, elles déterminent la *mélancolie, la nostalgie, les pyrexies asthéniques* (1) augmentent la gravité de ces dernières, si déjà elles existaient, et peuvent les rendre plus promptement funestes.

De la Peur.

Funeste passion déterminée par le désir de la conservation, qui, chez l'homme de guerre ne devrait jamais prendre la place du sang-froid, sentiment avantageux né de la même source, mais que développent l'expérience et l'instruction.

La peur, comme le sang-froid, se communique assez promptement par l'exemple ; motif qui doit rendre l'autorité scrupuleuse dans le choix des hommes qu'elle appelle au commandement.

La peur agit sur la santé morale et physique de la même manière que les passions précédentes ; le sang-froid produit un effet tout contraire, et s'il est indispensable au soldat pour le rendre capable de combattre ou de vaincre l'ennemi, il ne lui est pas moins nécessaire pour lui faire éviter le danger de nombreuses maladies auxquelles l'exposent ses glorieux travaux.

La crainte d'un danger chimérique, adroitement inspirée peut quelquefois écarter l'idée d'un danger réel, et c'est un des moyens dont certains hommes

---

(1) **Pyrexies** asthéniques, fièvre avec faiblesse générale.

habiles se sont quelquefois servis pour arriver à un but convenable.

Voici pour l'observateur un exemple frappant de l'opposition *de la peur à la peur.*

Le 30 ou 31 janvier 1819, jour de l'arrivée sur la rade du Fort-Royal (Martinique), de la frégate *la Cléopâtre,* commandée par le capitaine de vaisseau Lemarant, aujourd'hui vice-amiral, un matelot mourut tout à coup: il venait de prendre part au serrement des voiles. Presque tous nos jeunes marins effrayés de cette mort, pensèrent qu'ils ne pouvaient éviter la fièvre jaune, et deux heures après nous comptions un assez grand nombre de malades. Sur-le-champ, l'expérience de notre commandant le détermina à les faire conduire à l'hôpital; du jour au lendemain il en tomba malades plusieurs autres qui de même furent promptement mis à terre.

On leur démontra (déjà quelques-uns le pensaient sans oser se l'avouer,) que leur maladie n'était pas la fièvre jaune, mais que s'ils séjournaient à l'hôpital ils pourraient bien la gagner : influencés de nouveau par la peur, mais par une peur plus rationnellement inspirée, ils revinrent à bord; la campagne dura sept mois, et l'on ne perdit que cinq hommes.

J'étais moi-même novice marin sur cette frégate.

De l'égoïsme.

L'égoïsme c'est l'amour-propre exagéré, qui fait que l'on rapporte tout à soi; dans quelque circonstance cette passion est l'antécédent ou devient plutôt la cause de plusieurs autres affections malheureuses de l'âme : telles que *l'envie, l'avarice, la cruauté.* C'est principalement aux époques de misère ou de désastres et parmi les gens de peu de mérite que l'égoïsme se laisse apercevoir dans tout ce qu'il a de plus hideux : la jouissance des richesses et la crainte de les perdre produisent aussi un effet semblable, et rendent souvent bien sec et bien dur le cœur de beau-coup d'hommes, qui facilement pourraient rendre moindre ou détruire entièrement les maux de mille infortunés.

L'homme qui est dominé par l'égoïsme se porte aux actes les plus ridicules et les plus insensés : cette passion funeste a souvent causé *la folie, diverses monomanies*, et plus fréquemment qu'on ne le pense, celles dites monomanie meurtrière, monomanie de suicide.

Nous avons dit qu'il est impossible que l'homme n'ait pas de passions, qu'il serait même malheureux qu'il n'en éprouvât point; nous avons aussi fait connaître que leur excès n'était pas sans danger, que les passions tristes et prolongées étaient plus funestes que les passions gaies; que surtout la succession brusque d'une passion à une passion de nature opposée était ce qu'il y avait le plus à craindre.

Il n'est pas aussi facile de combattre les dangers des passions, que de les indiquer, mais cependant répétons-le pour corroborer tout ce que nous avons dit sur l'utilité de l'instruction du soldat: une éducation bien conduite est le meilleur moyen de prévenir leur développement excessif. L'habitude de l'exercice de la pensée et la connaissance de l'histoire, portent le jeune homme à la comparaison; il juge de son époque par les époques passées, de l'homme de son temps par ceux qui l'ont précédé, et avec un des maîtres de l'art (1),

______

(1) Tourtelle, ouvrage cité.

il se dit : « heureux celui qui se persuade que tout
« excès dans les passions est un vice, et dans les
« plaisirs une maladie. »

Résumons les règles hygiéniques relatives aux passions.

1º Eloigner de l'homme, autant que possible, tout
ce qui tend au développement des passions malheureuses.

2º De quelque nature que soient les passions, tâcher
de les modérer, d'y faire diversion.

3º Eviter surtout la succession brusque des passions
qui émeuvent avec violence et qui sont entièrement
opposées.

4º Soustraire l'homme à leur influence, s'il est possible, principalement s'il se trouve dans des dispositions d'esprit ou de maladie qui pourraient en favoriser l'action funeste.

5º S'efforcer d'éloigner pendant leur durée, si surtout elles sont du nombre de celles qui deviennent
promptement nuisibles, toutes les influences qui renforceraient leur action.

6º Enfin modifier la manière de sentir, résultat qui
s'obtient quand on agit sur les masses plutôt que sur
les individus.

Le tact seul indique le moyen d'y réussir; il n'a jamais manqué aux hommes de génie qui ont été appelés au commandement.

ESSAI

SUR

LA COLIQUE DITE DE MADRID,

CONSIDÉRÉE

COMME NÉVRALGIE SPLANCHNIQUE.

Thèse présentée et soutenue à la Faculté de Paris, le 14 juillet 1828.

> En toute science, le doute mène
> à la vérité.
> DESCARTES.

La maladie dite *Colique de Madrid*, regardée par LUZURIAGA (1) et le docteur JACOB (2) *comme un empoisonnement par un oxyde métallique*, appelée par M. le baron LARREY (3) *colique bilieuse* ou *rhumatique*, par C.-J. RAMPONT (4) et plusieurs autres *colique nerveuse;*

(1) Memorias de la real academia medica de Madrid, Dissertacion sobre el colico del doctor *Luzuriaga.*
(2) Collection des thèses, 1815.
(3) Mémoires de chirurgie militaire, t. 3, p. 185.
(4) Collection des thèses de Montpellier, juin 1814.

considérée par Urbain Coste (1), comme le résultat de l'irritation inflammatoire de la tunique musculaire des intestins, et particulièrement de celle du colon, nous a paru, d'après nos propres observations, et surtout d'après les recherches du docteur Pascal (2), devoir être beaucoup plus justement désignée sous le nom de *névralgie splanchnique.*

Les causes qui nous semblent agir le plus spécialement sur l'économie pour amener à l'état inflammatoire aigu ou chronique, les ganglions nerveux de l'abdomen, état qui se communique aux autres parties du système ganglionnaire et au système nerveux de la vie de relation, nous paraissent devoir être distinguées :

1° En *causes prédisposantes ;*

2° En *causes déterminantes.*

La maladie peut se déclarer sous l'influence concomitante de plusieurs de ces dernières, ou sous l'action de l'une d'elles suivant les circonstances et les lieux.

Causes prédisposantes.

La jeunesse, une constitution faible, un tempérament nervoso-lymphatique, nervoso-sanguin, les passions tristes, l'excès dans les plaisirs de l'amour, la mollesse, les études prolongées, l'abus du café, des liqueurs alcooliques, les grandes surprises ou émo-

---

(1) Recueil des mémoires de médecine militaire, t. 16, p. 278.

(2) *Id.*, t. 19, p. 143. Recherches anatomico-pathologiques sur la colique dite *de Madrid.*

tions dites de l'âme, le changement d'habitation, celui de climat.

Plusieurs de ces causes plus marquées chez les femmes, peuvent les faire regarder comme plus disposées que les hommes à ce genre de maladie; cependant, on observe moins souvent chez elles l'inflammation aiguë des ganglions que chez ces derniers, différence que nous croyons devoir attribuer à leur position sociale, qui les empêche d'être aussi fréquemment et aussi longtemps exposées à l'influence des variations atmosphériques. Si nous penchons à croire, avec M. *Pascal,* que c'est dans la partie ganglionnaire du système nerveux, que l'on trouvera la cause matérielle de beaucoup d'affections nerveuses, dont le siége positif et précis a échappé jusqu'ici aux recherches d'anatomie pathologique, comme l'*hystérie,* l'*épilepsie,* le *tétanos,* etc., nous présumons aussi que, par suite de son organisation, la femme, soumise à l'influence des causes qui peuvent plus ou moins sensiblement et promptement modifier l'inervation, devra être plus sujette à la névralgie splanchnique chronique que l'homme : nous le présumons, nos observations ne nous permettant pas encore de l'affirmer.

Causes déterminantes avec concomitance d'action.

Les variations atmosphériques plus ou moins promptement sensibles, souvent dues aux localités (en *France* et dans toutes les *régions tempérées*) ; l'ingestion dans l'estomac d'un liquide froid ; l'immersion dans l'eau froide, lorsqu'on est en sueur ; l'usage des fruits à saveur fraîche et acide, suivi d'un long repos et pris le corps non couvert, comme cela se remarque si souvent dans nos climats chez les ouvriers et les hommes de peines; les émanations saturnines.

Causes déterminantes sans concomitance d'action.

Dans les pays chauds, l'extrême différence qui existe dans l'élévation de la température atmosphérique, en différents moments du jour sidéral.

Les causes déjà citées de l'ingestion d'un liquide froid dans l'estomac, l'immersion dans l'eau très froide, lorsque la température du corps se trouve élevée, surtout si l'on répète fréquemment ces imprudences ou seulement l'une d'elles.

Toutes ces causes agissent plus fortement sur les étrangers que sur les indigènes, et avec d'autant plus de promptitude et d'intensité que ces mêmes étrangers ont pris naissance dans des régions plus septentrionales. L'homme qui ne serait pas né dans ces régions, mais qui s'y serait acclimaté, ou en quelque sorte naturalisé, les habitants depuis son bas âge et depuis plusieurs années, en s'émigrant, courrait les mêmes dangers que les premiers.

Après avoir indiqué les causes qui semblent déterminer cette maladie, nous pourrions en faire la description détaillée; nous nous en dispenserons, et, ne donnant que quelques détails, nous renverrons avec avantage aux excellentes descriptions faites par MM. *Larrey* (1), *Libron* (2) et *C.-J. Rampont* (3).

La ville de Madrid, située par les 6° 3' 15" de lon-

---

(1) Ouvrage cité.
(2) Thèse sur la colique de Madrid, année 1809.
(3) Dissertation citée.

gitude occidentale, et les 40° 25' 20" de latitude, bâtie sur un des points les plus élevés du plateau des Castilles, à plus de six cents mètres au-dessus du niveau de l'Océan, dans une plaine non ombragée et aride, d'un sol sablonneux à la superficie, qui recouvre en diverses directions des couches plus ou moins profondes de silex, est bornée au nord-ouest par la *Sierra de Guadarrama,* dont les sommets sont couverts de neiges perpétuelles ; à l'est et au sud, par le très faible courant de la petite rivière de *Manzanarès.* L'existence presque permanente et marquée, surtout à l'époque des équinoxes, de *la variation fréquente et de la différence extrême de la température atmosphérique dans le même jour,* cause, à notre avis, le plus souvent et le plus fortement déterminante de la maladie qui nous occupe, se présente dans cette cité plus que dans toutes les autres villes d'Espagne.

M. *Pascal,* médecin ordinaire longtemps attaché à l'hôpital français de la capitale de la Péninsule, lors de sa dernière occupation par nos troupes, ayant pu facilement observer la colique dite *de Madrid* sur un grand nombre de soldats, a divisé le cours de cette affection en trois périodes distinctes.

Avec ce judicieux observateur, nous reconnaissons ces trois états ; nous allons les décrire succinctement.

Les symptômes les plus saillants de la première période sont : la constipation, la dysurie, avec évacuation d'urine chargée d'acide rosacique ; le besoin de vomir et l'impuissance de le satisfaire, l'insomnie continuelle, la tension et la dureté du pouls.

Les souffrances sont encore bornées à l'abdomen, où elles altèrent l'action vitale et les produits de toutes les sécrétions.

Dans la seconde période, les souffrances s'étendent à la poitrine, le long du sternum, aux lombes, aux membres inférieurs, et quelquefois aux membres thoraciques.

Il est des cas où toutes les parties du corps deviennent douloureuses : les malades sont alors dans une agitation extrême; ils poussent des cris aigus, et se livrent quelquefois à des actes de folie.

La troisième période est marquée par un accablement profond, la paralysie complète ou incomplète des extrémités, l'affaiblissement ou la perte absolue de la voix, la blépharotis, la dysurie, la dyspnée, la dysphagie, la diminution de l'action du cœur; par des céphalées générales ou opiniâtres, l'inquiétude, rarement l'assoupissement et le délire, enfin la mort.

A ces caractères, observés par M. *Pascal*, *Urbain Coste* ajoute l'ictère plus ou moins prononcé des yeux et de la peau, l'amertume de la bouche, les éructations, les vomissements de bile noire, porracée ou érugineuse, qui quelquefois sont si longs et si violents qu'ils amènent des défaillances. Je crois que la plupart de ces derniers symptômes indiqués par ce recommandable médecin, ne s'observent guère que dans les cas de complication d'une phlegmasie prononcée de la muqueuse gastro-intestinale.

Dans les trois périodes de la névralgie splanchnique, la température de la peau est presque toujours en rapport avec le degré de développement du pouls, et celui-ci est ordinairement moins prononcé que dans l'état normal; rarement il est fébrile, il est quelquefois naturel au milieu des symptômes les plus alarmants.

A ces signes il faut ajouter le rapprochement et la contraction des parois abdominales, la constipation opiniâtre et soutenue, l'endurcissement des matières stercorales et leur pelotonnement, phénomène souvent aussi observé dans la colique dite *des peintres.*

L'intermission des douleurs de colique : plusieurs praticiens ont remarqué comme moi que ces douleurs augmentaient pendant le froid de la nuit.

A l'appui de cette rapide description et de notre forte présomption sur la nature et le siége de cette maladie, nous allons transcrire deux des six observations publiées par M. le docteur *Pascal* (1).

PREMIÈRE OBSERVATION.

Colique violente, suivie de paralysie des membres ;
mort du sujet.

Henri H....., fusilier au 1er régiment d'infanterie suisse, âgé de vingt-deux ans, d'une bonne constitution, d'un tempérament bilieux et sanguin, entra le 9 mai 1824 à l'hôpital, pour y être traité d'une fièvre intermittente qu'il garda jusqu'au commencement de juillet.

Vers cette dernière époque, il fut pris, sans cause apparente, de douleur obscure et profonde de l'abdomen, avec constipation et dysurie, mais sans rougeur ni sécheresse de la langue ou des autres parties de la bouche.

En peu de jours l'entéralgie devint excessive, et il s'y joignit des douleurs au rachis, le long du sternum, aux bras et aux jambes. Dès lors le malheureux

---

(1) Recherches anatomico-pathologiques, etc., etc., ouvrage cité.

H......, livré à toutes ces souffrances, n'eut pas un instant de repos ; l'insomnie devint continuelle ; ses yeux étaient hagards, ses mouvements irréguliers ; des réponses brèves indiquaient son extrême impatience. Il ne tarda pas à tomber de cet état d'exaltation nerveuse extraordinaire, dans une prostration profonde, et bientôt se manifesta la paralysie des membres thoraciques et abdominaux. Les selles et les urines, qui jusqu'alors avaient été suspendues, commencèrent à reprendre leur cours habituel ; mais cette espèce d'amélioration fut promptement suivie de la mort, qui eut lieu le 17 juillet 1824, à une heure du matin.

Les adoucissants, les antiphlogistiques, et surtout les bains, furent les seuls moyens employés pendant toute la maladie de ce militaire. M. *Pascal* ne voulut pas laisser échapper cette occasion de confirmer ses idées sur le siége de la colique de Madrid ; aussi, le 18 juillet, à dix heures du matin, fit-il un examen scrupuleux de tous les organes, et principalement des ganglions nerveux des cavités splanchniques. Voici ce qu'il rencontra :

L'extérieur du corps ne présente pas de sugillations ; le sujet avait conservé de l'embonpoint.

Tête. Les enveloppes membraneuses de l'encéphale sont injectées ; le parenchyme du cerveau et du cervelet présente sa couleur et sa consistance naturelles.

Une petite quantité de sérosité est rassemblée dans les ventricules latéraux.

Rachis. Le cordon rachidien est très injecté, et paraît avoir plus de consistance qu'à l'ordinaire.

Thorax. Les poumons sont gorgés de sang et ne présentent nulle trace d'inflammation ; le cœur est injecté dans son tissu; la faible membrane qui recouvre ses cavités est rouge, elle ne change pas de couleur par les ablutions d'eau fraîche.

Abdomen. L'estomac contient quelques aliments liquides; il offre une couleur fauve dans toute l'étendue de sa surface intérieure; le duodénum est rosé à sa partie moyenne qui correspond à la tête du pancréas; ce dernier organe est injecté; le jéjunum et l'iléon ne présentaient aucune espèce d'altération; ils sont lâches dans la plus grande partie de leur étendue, rétrécis, et comme contractés dans quelques endroits; le cœcum, le colon et le rectum présentent le même aspect que dans l'état naturel, et contiennent quelques matières fécales solides; la rate est couleur de lie de vin, et offre à sa partie antérieure un écusson blanchâtre et fragile, résultant de l'altération de son enveloppe cellulo-fibreuse.

Le foie est comme dans l'état naturel; la vésicule hépatique est remplie de bile.

Les reins sont injectés et de couleur rouge foncé; les calices, le bassinet, l'infundibulum, l'uretère, sont blancs comme dans l'état naturel.

La vessie, fortement contractée et vide, présente un épaississement considérable de ses parois, et quelques points rouges à sa surface intérieure; les capsules surrénales contiennent une matière jaunâtre.

Les vésicules séminales sont remplies d'une liqueur jaunâtre et inodore; elles présentent à leur surface intérieure une membrane rétiforme, analogue à celle de la vésicule biliaire, et que les anatomistes ont peu étudiée.

Altération du système nerveux des ganglions.

A l'abdomen. Le ganglion surrénal droit est blanchâtre dans son milieu, rosé à sa périphérie ; le ganglion surrénal gauche présente alternativement des stries blanchâtres et des stries rosées ; plusieurs petits ganglions qui entourent les précédents, et embrassent l'origine du tronc cœliaque, sont rouges, avec des points jaunâtres dans leur milieu ; tous les ganglions placés le long du corps des vertèbres lombaires sont d'un rouge jaunâtre ; les plexus ne présentent rien de particulier.

Tous les ganglions nerveux de cette région placés sur les côtés des vertèbres, sont rougeâtres, et quelques-uns présentent des points jaunâtres ; il en est qui paraissent durs et cartilagineux.

Au cou. Les ganglions nerveux de cette région sont tous plus gros et plus rougeâtres qu'à l'ordinaire.

Aorte abdominale. Près de l'origine du tronc cœliaque, ses parois présentent extérieurement deux légères extravasions sanguines ou ecchymoses ; la membrane intérieure de l'aorte est gercée en travers du vaisseau, et se détache avec une grande facilité, sous forme d'une pellicule fine et blanchâtre ; les ganglions nerveux des trous de conjugaison n'ont point été examinés.

DEUXIÈME OBSERVATION.

Colique suivie de paralysie des membres thoraciques.
Mort du sujet.

Jean P...., caporal au 28e régiment de ligne, âgé de ving-trois ans, d'une bonne constitution, et d'un tempérament nerveux sanguin, entra à l'hôpital de Madrid, le 15 juillet 1824.

Il nous apprit que, le 11 juillet au matin, commeplusieurs de ses camarades, il avait bu du lait, que ce lait lui parut excellent, mais que deux heures après, lui seul avait été pris d'une colique violente, sans vomissement ni diarrhée, laquelle ne l'avait quitté depuis.

Il annonça qu'il lui était impossible d'aller à la selle et d'uriner, et qu'il n'éprouvait pas de douleur *aux lombes, au dos ou à la tête*, circonstance remarquable qui persista pendant toute la durée de la maladie.

La soupe, la limonade, une potion gommeuse, avec trois grains d'extrait d'opium, et un lavement purgatif, furent prescrits.

Le 18 juillet, la douleur abdominale, qui jusqu'alors avait été générale et vague, se fixa sur l'hypogastre, et s'opposa, par sa continuité, à ce que le malade prît le moindre repos; les urines étaient rouges, rares, et le besoin de les rendre continuel et pressant.

Quelques jours après, la douleur gagna l'ombilic, et ne se fit plus sentir que dans cette région : alors elle s'accompagna de l'accélération et de la vivacité du pouls, qui était habituellement tendu, et de la coloration de la face.

Les potions opiacées, qui avaient été poussées jusqu'à dix grains, furent supprimées; le malade fut mis à la diète et à l'eau de gomme, vingt sangsues furent appliquées à l'ombilic, et, après leur chute, un cataplasme émollient couvrit cette région; deux lavements émollients furent administrés. Le jour suivant, 21 juillet, P.... était très soulagé; les selles avaient entièrement repris leur cours, il disait n'éprouver presque plus de douleur que dans l'abdomen seulement. On remarqua dans la bouche une matière noirâtre et abondante, qui enduisait la base de la langue et le dedans des joues.

Jusqu'au 6 août suivant, le malade continua à éprouver de temps à autre des douleurs légères à l'ombilic, mais il fut bientôt pris de tiraillements pénibles dans les cuisses et dans les jambes, auxquels succédait un calme parfait, et ensuite de vives douleurs aux membres thoraciques : ces douleurs se concentrèrent en quelque sorte aux coudes et aux poignets, où elles devinrent intolérables.

Pendant tout cet espace de temps, *l'appétit et la facilité des digestions* se conservèrent; le pouls cessa d'être tendu, et le malade ne fit usage que de quelques légers aliments, de limonade gommée, d'émulsions simples, d'embrocations huileuses sur l'abdomen et sur les autres parties douloureuses.

Du 6 jusqu'au 14 août, P.... se trouva dans un état parfait de tranquillité, quoique beaucoup amaigri; il éprouvait seulement une faiblesse extraordinaire, qui ne cessa de s'accroître de jour en jour.

C'était avec un tendre regard et l'accent de la mélancolie qu'il racontait que ses jambes fléchissaient sous lui, et que ses bras devenaient inhabiles au plus léger effort. Bientôt il lui fut impossible de se tenir debout, et même de soulever les bras, surtout le gauche. La faculté de fléchir les doigts s'était cependant encore conservée, mais elle était extrêmement faible; l'extension de ces organes, celle de la main et de l'avant-bras, ainsi que les mouvements de l'humérus sur le scapulum étaient de toute impossibilité au bras droit; la paralysie était bornée aux mouvements du coude, de la main, des doigts.

En même temps que ces phénomènes se montraient, la respiration éprouvait de la difficulté, et s'accompagnait d'anxiété; la voix devenait faible et entrecoupée, le pouls conservait une sorte de tension qui semble particulière à la maladie dont P..... était affligé. Au commencement de septembre, le malade accusa pendant près de huit jours une très vive sensibilité dans toutes les parties sans exception, demandant à grands cris qu'on le changeât de place, et cependant ne pouvant supporter qu'on le touchât.

Ces souffrances générales, qui tourmentaient le malade, se calmèrent enfin; elles parurent se concentrer sur les pieds et sur les poignets. La douleur de ces parties devint la seule cause de l'insomnie. Il se manifesta ensuite de la coloration à la face et aux lèvres, une soif très vive et une dysphagie.

Pendant tout le temps de cette longue et cruelle exacerbation des symptômes, la diète, l'eau gommeuse, les potions émulsives et les bains, lorsque l'état du malade le permettait, furent, avec les embrocations huileuses sur les articulations et les autres parties douloureuses, les seuls moyens employés; ils procurèrent une amélioration qui donna les plus flatteuses espérances, et que se prolongea jusqu'au 8 octobre suivant, époque à laquelle le malade tomba dans le délire, rendant une salive écumeuse par la bouche, et éprouvant de temps à autre de légers mouvements convulsifs.

Cette rechute fut attribuée à une *indigestion*. P...... mourut dans cet état le 10 octobre 1824, à huit heures du matin.

Le jour même, l'ouverture du cadavre fut faite en présence de M. le docteur *Domanget*, qui avait donné des soins à P.... durant les derniers jours de sa maladie, et de MM. *Roque* et *Antonini*, l'un chirurgien en chef, et l'autre médecin du même établissement.

Nécropsie.

Le corps est dans le marasme, il ne présente pas de sugillations.

Organes de la digestion. La base de la langue est couverte d'une foule de cryptes muqueux extraordinairement rouges et gonflés ; le pharynx est rosé, mais cette couleur ne paraît guère différer de celle qu'il offre dans l'état naturel ; l'œsophage ne présente rien de particulier.

L'estomac est petit, contracté, et ne contient que quelques mucosités rougeâtres ; les replis longitudinaux de sa membrane muqueuse sont extrêmement gros et saillants ; sa surface antérieure présente au niveau de son extrémité hépatique et jusqu'au pylore inclusivement une rougeur légère et continue.

Les intestins grêles sont injectés, à leur surface, dans quatre endroits différents de leur étendue ; ils sont manifestement rétrécis, et leurs parois, dures et épaissies dans chacune de ces parties, offrent à leur surface intérieure, qui est blanchâtre comme dans l'état naturel, une foule de valvules conniventes très prononcées. Les deux tiers inférieurs du jéjunum présentent une injection plus forte que dans les autres parties, et qui communique à la membrane muqueuse de l'intestin une couleur rosée plus apercevable au niveau des valvules conniventes qu'ailleurs ; quelques ganglions lymphatiques rougeâtres, sont répandus çà et là dans le mésentère.

Le cœcum est rempli de détritus de raisin, toute sa membrane muqueuse est d'un rouge foncé ; cette rougeur s'arrête circulairement au niveau de la valvule de *Bauhim.*

Le colon ascendant ainsi que la moitié droite du colon transverse contiennent quelques matières fécales liquides, et présentent une rougeur légère. Les colons descendant et iliaque sont rétrécis, sans aucune rougeur intérieure, et contiennent quelques matières solides.

Un examen attentif de la membrane muqueuse n'a pu faire reconnaître nulle part d'ulcération.

Organes des sécrétions. Le foie est d'un tissu jaune rougeâtre; la vésicule biliaire est remplie d'un fluide noirâtre, qui n'a pas imprimé de couleur aux parties voisines. La rate présente une couleur lie de vin; le pancréas est mollasse et injecté. Les reins sont multi-lobés comme chez le fœtus; le gauche seul paraît rouge et gorgé de sang. Les uretères ne présentent rien de particulier; la vessie est remplie d'urine citrine, et toute sa surface intérieure est rosée. Cette altération de la membrane muqueuse s'arrête circulairement autour du col et à l'embouchure des uretères. Les organes génitaux sont comme dans l'état naturel.

Organes de la respiration. Le larynx et les bronches sont remplis d'écume et sans autre particularité. Les poumons sont couverts de taches rouges; leur tissu est hépatisé vers le bord postérieur seulement, sans granulation ni aucune autre altération particulière. Des morceaux de poumon hépatisés mis dans l'eau ne surnagent point.

Organes de la circulation. Le péricarde ne contient pas de sérosité; le cœur est dur et ses cavités droites sont remplies de sang noir à demi-liquide; les valvules placées à ses ouvertures oriculo-ventriculaires présentent quelques petites granulations dans leur épaisseur.

Orgánes des sensations. L'encéphale et les membranes qui l'enveloppent sont injectés. L'arachnoïde présente à droite et à gauche de la suture pariétale quelque épaississement et une adhérence peu étendue. Les ventricules latéraux contiennent une certaine quantité de sérosité jaunâtre : le tissu de l'encéphale ne présente point de ramollissement ni aucune autre altération organique.

Le cordon rachidien est injecté à la surface et jusqu'au centre de ses masses latérales ; l'arachnoïde spinale ne contient pas de sérosité.

Les ganglions nerveux des trous de conjugaison, ou *ganglions intervertébraux*, sont rouges et jaunâtres du côté droit, à la région cervicale et à la partie supérieure de la région dorsale, jaunes foncés du côté gauche et aux mêmes régions ; dans l'un des gros cordons nerveux du plexus brachial (sur les côtés du cou) du côté gauche, près du sixième ganglion intervertébral, on remarque une teinte brune qui paraît être le résultat d'une altération du nerf.

Le long des régions dorsales, lombaires, sacrées, les ganglions intervertébraux présentent une couleur jaunâtre obscure, moins prononcée que celle que présentent les glanglions de la région cervicale latérale gauche. Le tissu de tous ces renflements nerveux conserve assez de consistance.

Les ganglions du grand sympathique, ou ganglions prévertébraux, ont des caractères différents, suivant chaque région.

A la région cervicale. Le premier est mollasse, épais, allongé, rougeâtre du côté droit, gris blanchâtre du côté gauche. Les autres ganglions nerveux de la même region ont également une teinte obscure tirant sur le gris.

Dans les régions dorsale et lombaire. Ils sont manifestement injectés ; leur tissu rougeâtre étant divisé, présente à l'œil nu des points rouges qui résultent de la section des vaisseaux qu'on voit ramifiés à leur périphérie. Les ganglions surrénaux sont plus colorés à gauche, où ils sont plus fragiles qu'à droite, où ils ont plus de consistance, et où l'on observe que leur intérieur est blanchâtre, tandis que leur périphérie est rouge.

Organes de la locomotion. Les muscles du cou sont pâles et mous ; on ne remarque d'infiltration séreuse nulle part.

———

D'après les observations de plusieurs auteurs, notamment d'après celles publiées par M. le professeur *Andral* (1) et celle fournie dans ces derniers temps par *M. Ranques* (2), la colique saturnine nous paraît présenter une analogie frappante avec celle dite *de Madrid.* Jusqu'à présent ce n'est qu'à la seule influence du plomb que l'on a attribué la colique qui afflige un grand nombre des hommes qui travaillent ce métal ; mais si on observait avec plus d'attention, et si on appréciait mieux toutes les circonstances dans lesquelles ces mêmes hommes se trouvent, on reconnaîtrait peut-être aussi qu'à l'influence métallique vient se joindre l'action de quelques-unes des causes que nous signalons, comme déterminant la névralgie splanchnique. Si par ces nouvelles observations, la preuve du

———

(1) Clinique médicale, t. 4.
(2) Journal des Progrès des sciences.

contraire arrivait, nous pourrions, je le crois, énoncer la proposition suivante :

Que souvent des causes différentes dans leur nature, ou qui paraissent l'être, peuvent, dans leur action sur un même système, produire des effets analogues et des lésions de tissu tout à fait semblables.

Désireux de faire quelques recherches sur cette question, je me rendis, le 14 juin 1828, avec M. Hastron, ancien élève et candidat de la faculté de médecine de Paris, à Clichy, pour y visiter la fabrique de blanc de céruse (carbonate de plomb) de M. Rohard. L'expérience du chef de cet établissement nous faisait espérer des renseignements propres à jeter quelques lumières sur notre sujet; déçus de notre espoir par son absence, nous avons cependant tâché de retirer quelque utilité de notre promenade. Conduits dans toutes les parties de l'établissement par M. Mabrun, employé de la maison, nous avons pu, aidés par son extrême complaisance et ses judicieuses réflexions, observer et apprendre ce qui suit.

Le bâtiment de la fabrique consiste en un rez-de-chaussée pavé en pierres de taille, plus long que large et peu élevé; sa longueur est dirigée du nord-ouest au sud-est; ses fenêtres sont nombreuses et situées sur les deux plus longs côtés du parallélogramme; elles se correspondent, et laissent passage aux vents du nord nord-est et du sud sud-ouest. C'est aussi dans cette direction que se présentent les portes, l'une s'ouvrant sur un joli jardin, l'autre sur la cour de la fabrique. En entrant par cette dernière porte, un peu à gauche et ensuite devant soi, on aperçoit de grandes cuves dans lesquelles est lavé le carbonate de plomb. A droite, et plus vers le milieu de l'appartement, se trouvent les conduits du gaz acide carbonique; à une médiocre distance, et plus vers le centre, on rencontre la pompe à vapeur qui pousse l'acide dans ses conducteurs. Derrière cette pompe, et dans la direction du jardin, on découvre des fours à oxyde de plomb. Dans le même plan, mais sur le côté opposé, se trouve un moulin servant à la préparation du même oxyde, et de distance en distance, on observe aussi sur un des côtés des bassins toujours pleins d'eau froide. Dans la cour, et un peu au nord, on voit l'étuve, précédée d'une petite chambre où se fait le pilage.

Nous avons appris de M. Mabrun que depuis six mois il appartenait à la fabrique, et qu'il n'avait pas encore éprouvé une seule atteinte de colique, que son prédécesseur y était resté dix-huit ans avec autant de bonheur; que les ouvriers qui touchaient rarement le carbonate de plomb étaient dans le même cas; que de toutes les opérations faites dans la fabrique, le pilage était la plus dangereuse après le lavage, et ensuite la préparation d'oxyde de plomb; que les hommes employés à cette dernière opération étaient rarement malades, et que lorsque la maladie s'annonçait chez eux, c'était toujours par une céphalalgie assez violente; que cet accident n'arrivait pas à ceux qui touchaient le blanc de céruse, quoiqu'ils ne pussent, nous a-t-on dit, y travailler longtemps, surtout au pilage, sans être promptement incommodés.

Les sujets qui passent pour les moins capables de résister sont les jeunes gens, les hommes lymphatiques et les vieillards faibles.

M. Mabrun nous ayant conduits près d'un homme de cinquante-cinq ans, contre-maître dans l'établissement, d'une taille peu élevée, nous paraissant faible et d'un tempérament nervoso-lymphatique, nous apprîmes de lui que deux fois il avait eu la colique de plomb; qu'à la seconde fois il avait éprouvé de la gêne dans les mouvements des extrémités supérieures; que cette gêne avait beaucoup diminué pour le bras gauche, mais que la main droite était restée paralysée.

Effectivement il nous la montra; elle était dans la flexion sur l'avant-bras; il ne pouvait la tirer de cette position qu'en la soutenant avec l'autre main, ou en la faisant porter sur un plan quelconque. Il nous dit aussi qu'il avait été militaire, et qu'il était devenu plus sensible au froid depuis qu'il avait laissé l'activité de cet état; il ajouta qu'il s'apercevait souvent si un ouvrier devait être malade, et que, s'il s'en apercevait assez tôt, presque toujours, en le faisant sortir, il lui faisait éviter la maladie.

Nous lui demandâmes à quels signes il reconnaissait que l'ouvrier était menacé; il nous répondit : à la couleur des yeux et du visage, qui deviennent d'une teinte jaunâtre; aux joues devenant bouffies, à l'inappétence et au désir fréquent de boire de l'eau-de-vie. M. Mabrun et cet homme se sont accordés à dire que les sujets qui avaient l'habitude des liqueurs alcooliques leur avaient paru être des plus disposés à la maladie, et des plus fréquemment malades.

Nous apprîmes aussi que plusieurs ouvriers se plongeaient souvent les mains dans l'eau froide; que tous regardent la maladie comme une conséquence fatale de leur position; du reste, on n'a pas cru remarquer une différence bien sensible dans le nombre des malades en été et en hiver. Le contre-maître indiqué nous prévint cependant que dans la saison chaude, le nombre lui en avait paru un peu plus considérable.

Terminons par une seule réflexion. L'opération du pilage échauffe beaucoup l'homme qui en est chargé, elle fait transpirer d'autant plus vite que la cellule où il se tient, est peu aérée et voisine de l'étuve ; de là, une plus grande disposition pour cet ouvrier, à être profondément impressionné par la température extérieure.

Pour oser tirer quelques conséquences de tout ce que nous venons de raconter, il faudrait avoir observé plus longtemps que nous n'avons pu le faire.

Malgré cela, j'ai pensé que les faits, en médecine, n'étaient jamais perdus, et qu'il était toujours convenable, et peut être pas inutile, de rapporter ce que nous avions vu et ce qui nous avait été raconté.

Les médecins plus habiles que nous à rapprocher les faits en retireront probablement quelque résultat pour l'art, et en feront sans doute sortir des conséquences heureuses que notre faiblesse et notre position nous empêchent de prévoir.

Revenons à la colique dite *de Madrid*.

La dénomination de *colique bilieuse* ou *rhumatique*, donnée par M. Larrey à cette maladie, ne peut donc plus convenir, puisque les observations qui précèdent paraissent bien prouver que ce nom ne peut être considéré que comme l'expression de quelque symptômes durant le cours de la maladie, et non comme celles des altérations organiques observées après la mort.

Celle de *colique nerveuse*, donnée par C.-J. Rampont et plusieurs autres médecins, ne fut fondée que sur l'excessive douleur qui accompagne cette maladie, et comme devant l'expliquer ; mais alors aucune recherche n'avait encore été faite sur les ganglions splanchniques du système nerveux.

Quant à l'opinion de Coste, qui établit que la colique dite *de Madrid* dépend de l'irritation inflammatoire de la tunique musculaire des intestins, et particulièrement du colon : nous ne pouvons l'admettre, puisqu'il avoue lui-même qu'il est réduit à des preuves de raisonnement sur une maladie qui se termine rarement par la mort; qu'il avance une telle proposition fondée sur ces preuves, mais à la vérité, sans appui dans l'anatomie pathologique. Une chose vraie, c'est que le médecin dont nous combattons ici l'opinion, lorsqu'il écrivit sa relation sur la campagne d'Espagne (1823), ne pouvait pas encore connaître les recherches de M. Pascal, qui n'ont été publiées que quelque temps après : aussi, à cette époque disait-il avec raison, que ce dernier n'apportait en témoignage de sa manière de voir aucune preuve tirée de l'ouverture des cadavres.

Tous ceux des médecins français qui, comme nous, ont pu observer, à Madrid même ou dans les autres parties de l'Espagne, cette névrose, et qui ont noté l'action atmosphérique sur les étrangers, et quelquefois sur les naturels, n'ont pas partagé l'opinion du docteur Luzuriaga, qui attribuait la colique dite *de Madrid*, à l'empoisonnement par les oxydes métalliques. A la tête de ces médecins français, nous citerons le docteur Thierry (1), les médecins Lerminier, Ribes, et le baron Larrey, chirurgien en chef des ambulances de la garde. (*Campagne d'Espagne*, année 1808.)

Tout ce qui précède, surtout les faits pathologiques cités, et tous ceux que nous connaissons, nous portent à conclure, avec M. Pascal, que la colique dite *de Madrid* a son siége dans les ganglions nerveux de l'abdomen et du thorax, et que les traces d'inflammation

---

(1) Observations de physique et de médecine sur l'Espagne. 2ᵉ volume.

que l'on découvre dans les organes de ces cavités, après la mort, sont ou consécutives à l'altération nerveuse, ou dues à une phlegmasie qui déjà depuis longtemps pouvait exister.

Les observations publiées par M. Pascal laissent remarquer et donnent à apprécier deux genres d'altération du tissu des ganglions nerveux, l'un *rouge foncé*, qu'il rapporte à l'*état inflammatoire aigu*, et l'autre jaune et mou, qu'il croit particulier à l'état *inflammatoire chronique.*

Ce sera donc à ces altérations, parce que cela nous paraît naturel et physiologique, que nous rapporterons les symptômes nerveux que les malades éprouvent, et qui sans doute, pour tout médecin non prévenu, diffèrent beaucoup des signes qui indiquent les phlegmasies des organes parenchymateux ou membraneux contenus dans les cavités splanchniques.

Je crois aussi que l'altération des tissus des ganglions nerveux situés dans les trous de conjugaison, explique assez bien les paralysies des muscles extérieurs, paralysies qui n'arrivent pas toujours aux mêmes époques de la maladie chez tous les sujets.

Enfin, d'après tout ce que nous avons dit et montré, il nous paraît rationnel de désigner la colique dite *de Madrid* sous le nom de *névralgie splanchnique.*

Cette maladie n'est point spéciale à la ville de Madrid, et si elle y est plus fréquemment observée que sur tout autre point de la Péninsule, nous en avons, je crois, trouvé la raison dans la position même de cette capitale.

M. Larrey dit qu'elle paraît se conserver dans les lieux qui suivent la route de Madrid à Aranda, en passant par Buytrago, sans doute à raison du chemin pratiqué dans les montagnes.

M. C.-J. Rampont, l'a décrite après l'avoir observée sur plusieurs de nos officiers et soldats qui, comme lui, en 1812, habitaient la ville de Valence.

M. Marquand l'a aussi observée à Saint-Jacques de Compostelle, ville de la Galice.

Quoique ayant vécu, lors de la dernière campagne, dix-huit mois à La Corogne, je ne me rappelle pas l'y avoir jamais observée sur aucun malade de notre hôpital, et je ne pense pas qu'elle ait été plus remarquée par les chefs du service de santé ou par mes collègues; mais aussi le climat de cette ville est-il très tempéré par le voisinage de l'Océan et les vents du nord-ouest qui y soufflent souvent accompagnés de pluies abondantes.

Dans notre opinion, nous l'avons déjà dit, la cause la plus susceptible de déterminer cette maladie est l'impression subite d'un air froid et pénétrant sur les téguments de l'abdomen ou sur ceux des autres régions du corps.

Nous en déduirons, comme une conséquence directe, que la colique dite *de Madrid*, ou ce qui revient au même, les douleurs du ventre avec constipation, sont observables sur tous les points du globe où cette cause, ou bien celles que nous avons citées comme ses analogues, agiront avec intensité et permanence.

Cette colique a été observée à bord de plusieurs bâtiments, dont les stations prolongées sous certaines latitudes, mettaient les hommes de l'équipage dans les conditions qui favorisent son invasion.

La colique observée à la Guyane, et dont parle le

capitaine Stedman (1), me semble fortement appuyer notre assertion. Laissons-le parler.

« Il existe aussi à la Guyane une sorte de colique « semblable, selon quelques-uns, à celle de Devons- « hire, qui est douloureuse, fréquente et très dange- « reuse; un grand nombre de nos gens en étaient « attaqués. »

Plus loin il ajoute : « Elle s'annonce par une consti- « pation opiniâtre. »

Si cette colique ne paraît pas aussi fréquente à Cayenne, les voaygeurs nous apprennent qu'il y existe une espèce de tétanos qui est combattu avec avantage par des arrosements d'eau fraîche plusieurs fois faits dans la journée, le mercure doux, la rhubarbe : l'opium, affirment-ils, à fortes doses, paraît être ce qu'il y a de mieux.

Le rapprochement, à ce qu'il me semble, que l'on peut faire entre cette dernière maladie et celle qui fait l'objet principal de notre thèse, sous le rapport des causes et des moyens de traitement, nous conduit à présumer, et non pas à être certain, que ce tétanos a aussi son siége dans un des points de l'axe cérébro-spinal et dans les ganglions intervertébraux trachéliens (nerfs rachidiens du cou). Si des faits venaient dé-truire nos présomptions, nous les abandonnerions avec bien du plaisir, content d'avoir pu, par une er-reur sans conséquence pour la pratique, attirer l'at-tention des médecins plus capables que nous sur la nécessité de reconnaître positivement le siége et la nature d'une maladie qui, surtout dans les régions

---

(1) Voyage du capitaine Stedman à Surinam, t. 1, p. 159.

méridionales, est si fréquente et si funeste à l'humanité.

Disons encore, pour encourager les recherches de ceux de nos lecteurs qui se trouveront dans la possibilité d'observer le choléra-morbus en Afrique et le ventre sec dans l'Inde, que beaucoup de praticiens d'un grand mérite pensent que ces maladies ne sont pas sans avoir quelque ressemblance avec celle dont nous nous occupons.

Avant de passer au traitement de la névralgies planchnique, nous ajouterons aux observations déjà citées une de celles qui nous ont été particulières, pensant qu'elle peut appuyer fortement notre sentiment sur l'influence de la température atmosphérique.

Sous le soleil du mois d'août (1823), ayant fait la route de Bayonne à Madrid à pied, et par une suite toute naturelle de ma position, n'ayant pas toujours pu observer les saintes lôis de la prudence et de l'hygiène, je fus, comme plusieurs autres, obligé de m'arrêter à l'hôpital français de cette capitale. Après quelques jours de repos et de régime, mes organes, sans doute plus affaissés qu'irrités, commencèrent à reprendre leur énergie, et je pus dès lors, sans trop de fatigue, mais non sans compassion, faire plusieurs re marques sur quelques sujets du douloureux tableau que j'avais sous les yeux.

Dans le nombre des officiers qui occupaient la salle où j'avais été placé, on y comptait plusieurs gardes du corps atteints de la colique de Madrid, un capitaine d'infanterie et un capitaine commandant au cinquième cuirassiers : tous, à l'exception de ce dernier, M. D...., étaient convalescents ; cependant ils éprouvaient encore de temps en temps quelques douleurs, et tous étaient frappés de l'utilité de leur retour en France pour obtenir une prompte et vraie guérison : M. D....., se disait certain de la mort s'il ne recevait promptement des médecins le certificat nécessaire en pareille occasion pour pouvoir demander un congé de convalescence.

Sa maladie me parut être au second degré; et comme il était de mes deux plus proches voisins, le plus malade, je vais raconter ce que j'ai pu voir et ce que j'ai pu faire. Cet officier était devenu maigre et jaune; sa figure portait l'empreinte de l'inquiétude et de la douleur; le jour, il était assez tranquille, et songeait avec sang-froid à l'impression fâcheuse que causerait dans sa famille la nouvelle de sa mort.

La douleur d'une jeune épouse, et le sort futur de sa fille unique, encore en bas âge, étaient ce qui l'occupait le plus.

C'est avec une bien vive appréhension, disait-il, que je vois la nuit s'approcher; elle m'apporte toujours des douleurs si atroces, que si je ne songeais pas à ma femme et à mon enfant, je m'estimerais heureux de pouvoir finir avec le jour.

Entre les sept et neuf heures du soir, il commençait à ressentir de la gêne dans tout le corps; ses membres lui paraissaient pesants, et devenus incapables de le soutenir; il laissait entendre de longs gémissements, qui inspiraient la pitié et la tristesse à toutes les personnes qui l'entendaient; restant dans cet état un temps plus ou moins long, il entrait ensuite dans une agitation extrême, poussait des cris aigus, et rapportait ses souffrances aux lombes, mais particulièrement à la région ombilicale et dans la continuité des cuisses.

Alors la peau était sèche; la température n'en était pas élevée, et le pouls ne paraissait pas sensiblement modifié. Ce paroxysme durait jusqu'à une et deux heures du matin, après lequel il arrivait un peu de rémission, presque toujours suivie d'un sommeil très léger et très court.

Voisin du lit de M. D...., je l'entendis un jour se plaindre, et regretter de ne pouvoir pas, la nuit, ainsi que le jour, se faire recouvrir les parties douloureuses de flanelles trempées dans la décoction émolliente chaude, ni de pouvoir se faire frictionner le ventre avec le liniment qui était mis à sa disposition.

Le nombre de nos infirmiers n'étant pas toujours suffisant, on était fréquemment obligé de se servir d'Espagnols, qui, tous, peu habitués aux soins minutieux qu'on doit toujours à des hommes gravement malades, quels qu'ils soient, négligeaient, particulièrement la nuit, malgré la surveillance établie par l'administration , ceux qui, par leur triste position, leur offraient plus de dégoûts et leur causaient le plus de fatigues.

Très affecté du malheur de cet officier, et ma santé se rétablissant fort bien, je pus lui faire l'offre de mes services : la proximité de nos lits me permettant d'entendre ses moindres plaintes, je me levais, et, seul, ou aidé de l'infirmier, je lui frictionnais le ventre, frictions qui momentanément engourdissaient la douleur je lui recouvrais l'abdomen de flanelles chaudes et humides, j'en plaçais même souvent sur les cuisses. Ces petits soins chassaient l'inquiétude, réveillaient l'espérance et relevaient son moral. Je me recouchais, toujours satisfait d'avoir, en même temps, procuré à notre malade une tranquillité momentanée, et à la salle quelques instants de repos. La rémission n'était pas souvent de longue durée : l'exacerbation reparaissant avec violence; par les mêmes moyens, nous tâchions et nous parvenions toujours à la diminuer.

Le sommeil des autres malades était si fréquemment troublé par les gémissements presque continuels de M. D...., que notre médecin crut devoir l'inviter à se laisser transporter dans un cabinet contigu à la salle, et duquel, sans exposer le malade au froid, on pouvait plus facilement, jour et nuit, modifier l'atmosphère.

Après avoir employé, dans le principe de la maladie, quelques évacuations sanguines qui n'apportèrent pas d'amélioration durable, M. Peyson (1) depuis plusieurs jours travaillait à modifier la sensibilité du sujet, et à détruire la constipation qui avait toujours existé.

Il y parvint enfin, et le retour des selles, la continuation du régime, les lavements, les immersions complètes dans l'eau tiède, les frictions, les fomentations, plus, l'heureuse influence de l'espoir reçu d'un prompt retour dans la patrie, près des êtres de ses plus tendres affections, firent entrer M. D.... en pleine convalescence.

De temps en temps il éprouvait encore quelques petites douleurs, faisant craindre une rechute, qui eût été la seconde : il se détermina donc à se mettre en route pour la France avant le retour total de ses forces, la fin d'octobre 1823.

Dans les derniers jours qui précédèrent son départ, cet officier vint me prier de lui donner, par écrit, la règle de vie que je présumais la meilleure à suivre durant son voyage : il me promit de me faire connaître

---

(1) Médecin en chef de l'hôpital militaire de Cambrai.

la marche de sa convalescence, et l'état dans lequel il se trouverait lors de son arrivée en France.

Peu de temps après son absence de Madrid, je reçus l'ordre de me rendre à la Corogne, où je restai jusqu'en mai 1825, sans avoir entendu parler de lui.

Je n'attribue qu'à mon changement de garnison la privation des renseignements qui étaient devenus (dans mon opinion) si nécessaires pour compléter l'observation de M. D....., et desquels j'aurais été privé longtemps, si plus tard je n'avais rencontré dans Paris un compagnon de ses souffrances, qui m'assura avoir appris que cet officier, capitaine commandant, aussitôt en France, termina sa convalescence, recouvra une santé robuste, et put, à l'expiration de son congé, reprendre son service et ses habitudes. *Sublatâ causâ, tollitur effectus.*

Traitement.

De même que les médecins ont varié d'opinion sur la nature et le siége de la maladie qui nous occupe, de même aussi ils variaient sur l'espèce de traitement qu'ils devaient lui approprier. Ceux qui la considéraient comme un empoisonnement par les oxydes métalliques, employaient les moyens présumés antidotes de cet empoisonnement, quand ils pensaient que cette cause avait agi subitement. Dans le cas contraire, ils regardaient les sypmtômes qui se manifestaient comme signes d'un travail inflammatoire, souvent suivi ou précédé d'un amas de bile dans l'estomac, qu'accompagnait une modification de la sensibilité générale, phénomènes dont le développement leur paraissait devoir être attribué à l'influence lente du poison. De là l'emploi tour à tour des préparations

mercurielles, du sulfate de zinc, de l'alun, du soufre
et de l'opium, administrés à la dose d'un grain de trois
heures en trois heures, par le docteur Luzuriaga. De
tous ces médicaments, beaucoup nous paraissent nuisibles, et l'expérience n'a point démontré l'utilité des
autres, si ce n'est celle du *papaver somniferum.*

Ceux qui distinguaient la maladie par la prédominance d'un ou de plusieurs symptômes, combattaient
l'altération des fonctions dont ces derniers leur paraissaient des signes évidents, par les moyens que leur
fournissaient les doctrines, ou plutôt les autorités de
leur époque respective.

Le baron Larrey ayant jugé la maladie *colique bilieuse,* ou *rhumatique,* et l'ayant sans doute observée
quelquefois avec complication d'irritation de la muqueuse du ventricule, dit (1) :

« Il faut chercher à apaiser l'irritation du système
« gastrique, à rétablir la transpiration et le cours des
« voies alvines ; les boissons diaphorétiques, anti-
« spasmodiques et anodines conviennent dans cette
« période. Les lavements de pulpe de casse camphrée,
« quelques potions thériacales antispasmodiques ; le
« soir, des bols de camphre et de musc, des embroca-
« tions huileuses camphrées sur le bas-ventre, sui-
« vies de l'application d'une enveloppe faite, pour les
« gens riches, avec la peau d'un mouton écorché vi-
« vant (2), et dans les hôpitaux à l'aide de couvertu-
« res de laine fine ou de larges pièces de flanelle ; la
« diète, le repos, et une chaleur humide modérée,

---

(1) Ouvrage cité, tome 3, pag. 202.
(2) Avant de dépouiller l'animal, on lui ôte la sensibilité en l'é-
tourdissant par un léger coup de masse appliquée sur la nuque.

« qu'on établit en faisant évaporer de l'eau par ébul-
« lition dans l'appartement du malade, sont autant
« de moyens qui remplissent cette même indication. »
Il ajoute : « De cette manière j'ai fait avorter la mala-
« die plusieurs fois, et j'ai prévenu ses suites. »

Dans notre opinion, si le célèbre chirurgien en chef de la garde a si souvent réussi par ces moyens, c'est qu'ils nous paraissent avoir agi bien plus directement sur le système nerveux et sur la peau, que sur la plethore bilieuse et l'inflammation de l'estomac.

Lorsque les vomissements se déclarent, nous conseillerons rarement les vomitifs; car, que la maladie soit ou ne soit pas regardée comme *colique métallique*, de quelque manière enfin que l'on veuille la considérer, nous pensons avec l'auteur espagnol de la dissertation, *Sobre el colico* (1), que du moins sous le ciel des *Castilles* on ne peut pas sans danger, et sans aggraver cette maladie, employer le traitement de la Charité de Paris ; et le docteur Jacob ajoute, avec raison, que les doses de tartre stibié et celles des purgatifs, administrées d'après cette méthode, sont trop fortes pour le climat et la constitution presque toujours nerveuse des malades (2). Par le même motif, je pense que les grandes évacuations sanguines ne peuvent être employées que lorsque le sujet est jeune, et que la névralgie splanchnique se trouve compliquée d'une inflammation parenchymateuse très violente.

Dans les régions méridionales, les trop grandes

---

(1) *Luzuriaga*, ouvrage cité.
(2) Thèse citée.

soustractions de sang, surtout lorsqu'elles sont subites, jettent en général le malade dans un état de faiblesse, déjà trop favorisée par l'action du climat, ne détruisent pas toujours la maladie qu'on cherche à combattre, et disposent souvent le sujet à être par suite d'une susceptibilité nerveuse devenue plus grande, et d'une force de réaction moins marquée, victime de la première modification atmosphérique un peu sensible, ou d'une imprudence même légère dans le régime. Comme conséquence de ce que nous venons de dire, dans bien des cas nous préférons l'ouverture de la veine à la piqûre des capillaires, par les sangsues, ou mieux encore les ventouses légèrement scarifiées, que l'on applique au moment de l'apyrexie. Ce moyen permet de n'ôter que la quantité de sang que l'on désire, c'est un des plus puissants antispasmodiques dit M. Larrey (1), et des plus convenables que l'on puisse employer pour combattre les névralgies. Les sangsues sont loin de le valoir, et sont même quelquefois plus nuisibles qu'utiles.

Avec Garcia Suelto, nous conseillerons l'usage du bain tiède répété plusieurs fois par jour, et continué alors même que la douleur paraît calmée, jusqu'à ce que la constipation et la sécheresse de la peau aient entièrement cédé; et si l'on pensait convenable d'ajouter à cet usage des bains l'action d'un purgatif, nous indiquerions l'huile de ricin (*ricinum palma christi*), préconisée par les premiers praticiens espagnols, administrée à la dose d'une once (3 décag., o6), prise d'une seule fois, ou par cuillerées,

Lorsqu'ils craignent le vomissement, ils ajoutent

---

(1) Clinique chirurgicale.

une once d'eau de menthe poivrée, dans laquelle on a fait fondre un peu de sucre. Ce purgatif, disent-ils, est un des plus certains; et dans leur ancienne opinion sur la maladie, ils pensaient qu'il enveloppait très exactement les parcelles métalliques; ils sont si partisans de ce purgatif qu'ils le donnent en lavements, dans le cas où l'estomac se refuse de le conserver. Dans le commencement de la maladie, lorsqu'il n'y a aucune complication phlegmasique du tube gastro-intestinal, l'expérience paraît avoir démontré, disent beaucoup de médecins, que les évacuations alvines faites avec méthode abrégent fort souvent, et guérissent complétement la colique dite *de Madrid*, en épargnant des douleurs atroces : il en résulte encore l'avantage non moins précieux pour les malades de les garantir de la paralysie, d'empêcher qu'ils ne s'épuisent et qu'ils ne tombent dans le marasme.

Ce que nous avons dit plus haut prouve que nous ne croyons pas, ainsi que M. *Urbain Costé*, qu'il soit toujours utile (ce qui ne veut pas dire jamais) de joindre à la méthode de *Garcia Suelto* d'abondantes saignées locales, et surtout de ne point se lasser de leur emploi; car il me semble que rien ne prouve mieux que ces saignées ne sont que palliatives, et qu'elles n'atteignent pas la cause véritable du mal, que l'obligation dans laquelle on se croit de les répéter si souvent, lors même qu'aucun symptôme ne paraît les provoquer.

Et nous le savons, le traitement palliatif ne convient qu'aux altérations des organes au-dessus des ressources de l'art.

Si les vomissements, par leur continuité, inquiètent et affaiblissent beaucoup le malade, on peut recourir à la potion antivomitive de *Rivière :* cette potion se compose de 24 grains de carbonate de potasse (1 gramme 20 centigrammes), 2 gros de sucre blanc, (8 grammes), et 4 onces (12 décagrammes) de suc de citron ; la chimie nous apprend qu'elle doit toujours se faire au lit du malade, et être prise à l'instant. Suivant les circonstances, on pourra en répéter l'emploi.

Une fois les vomissements calmés, on peut alors, si le malade est encore susceptible de réaction, appliquer quelques sangsues ; ou mieux deux ou trois ventouses scarifiées sur la région épigastrique, dans tous les cas, on fera bien de recourir à l'extrait d'opium, dont on rapprochera les doses, qu'on pourra porter jusqu'à un grain de trois heures en trois heures (5 centigammes).

Lorsque la colique prend un caractère chronique, on a quelquefois employé avec avantage un vésicatoire ou sinapisme et des moxas sur les lombes et sur le bas-ventre. M. *Larrey* dit avoir principalement vu disparaître la maladie sous l'action de ces moyens dans certains cas. De tels agents peuvent bien produire un heureux résultat, mais je crois qu'il est assez difficile d'indiquer l'époque de leur emploi ; le tact médical peut seul, je pense, l'apprécier.

Si la maladie dure depuis longtemps, avec intensité, ou si le malade fait plusieurs rechutes, il arrive, comme nos observations le démontrent, que les douleurs intérieures sont diminuées, et même quelquefois complétement remplacées par des douleurs rhumatismales, qu'il est assez sage de ne pas combattre trop énergiquement, et par la paralysie plus ou moins complète des membres : ce dernier accident doit être combattu par les vésicatoires, les moxas, et s'il se prolonge, les diffusibles excitants peuvent quelquefois lui être avantageusement opposés.

Nous ignorons si, à Madrid, les préparations de la noix vomique, si la strychnine, la brucine, ont été employées en cette circonstance de la maladie; mais les succès de M. *Fouquier* et les exactes observations de M. *Andral* fils, sur la colique des peintres, nous porteront à essayer de ces médicaments, si la suite des temps nous remet à même d'observer de nouveau la névralgie splanchnique arrivée à ce degré.

Le dernier de ces deux médecins ayant fort bien démontré que la brucine obtenue de la noix vomique conservait presque toujours de la strychnine, qui peut déterminer des lésions graves, avec lui, nous donnerons la préférence à la brucine retirée de la fausse angusture : elle présente l'avantage d'être prescrite avec moins de danger que la strychnine, et de pouvoir être administrée, à doses graduellement élevées, depuis un demi-grain jusqu'à quatre et cinq grains. (2 centigrammes 5 dixièmes, jusqu'à 24 et 25 centigrammes).

Plusieurs des médecins qui ont fait la campagne d'Espagne de 1808, comme ceux qui firent celle de 1823, ordonnaient, si la chose était possible pour le sujet, le changement de climat : ce moyen leur parut toujours le plus capable de rappeler la santé. Plusieurs d'entre eux y joignaient la prescription des eaux minérales, telles que celles de Baréges et de Bagnères. « C'est le parti qu'il nous a fallu prendre en faveur de « beaucoup de personnes qui languissaient en Espa- « gne sans pouvoir s'y rétablir, » dit M. *Larrey*. Plusieurs praticiens ont dû souvent reconnaître et répéter après lui la vérité de cette assertion.

Une fois la colique et la constipation opiniâtre disparues, il est rationnel de ne plus provoquer les selles que par des lavements émollients.

Lorsqu'il y a complication avec d'autres maladies,

telles que fièvres intermittentes, congestions bien marquées, etc., on remplit d'abord les plus urgentes indications, et l'on fait ensuite marcher, autant que possible, le traitement de ces maladies avec celui de la névralgie splanchnique.

Le médecin n'oubliera pas non plus de s'informer si le malade porte une hernie étranglée ; car cette précaution négligée pourrait quelquefois faire commettre des erreurs fort graves.

Enfin nous terminerons en disant que les calmants internes aidés des révulsifs extérieurs ont paru à M. *Pascal*, comme à M. *Larrey*, des moyens plus utiles pour combattre cette douloureuse maladie que les émissions sanguines et les purgatifs.

Appuyé par l'opinion d'un grand nombre de médecins fort recommandables, et instruit par ma propre expérience, mais acquise sous différents climats, je soutiens qu'en médecine il ne faut rien généraliser, et que les remèdes, conseillés comme préférables pour la névralgie splanchnique et beaucoup d'autres maladies, sous telle et telle latitude pourraient, en plus d'une occasion, ne pas produire les mêmes effets sous une autre. De là, nécessité des connaissances thérapeutiques, et habileté chez l'observateur pour en faire une heureuse application. Quant aux précautions à prendre, pour éviter ou du moins éloigner la maladie dont nous venons de nous occuper, nous ne nous arrêterons pas à les faire connaître, elles se déduisent facilement de la connaissance des causes de cette même maladie.

PROPOSITIONS.

I.

Il résulte des recherches faites jusqu'à ce jour des présomptions bien fortes en faveur de l'action de la température sur l'économie comme cause déterminante de la névralgie splanchnique.

II.

L'altération du système nerveux ganglionaire paraît donc due à la sensation produite par l'action du froid, à l'extérieur sur la peau, à l'intérieur sur la muqueuse.

III.

Dans l'état actuel de la science, il me semble peu possible d'expliquer plus amplement ou autrement, l'action du climat sur les ganglions nerveux.

IV.

Douter et attendre ce n'est pas borner la science.
Chercher et trouver serait suivre l'exemple et partager le bonheur de plus d'un maître.

FIN.

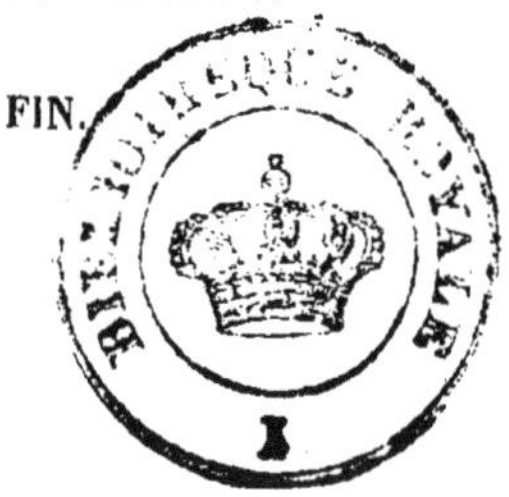

Du même Auteur.

DE

QUELQUES PRÉJUGÉS

RELATIFS

A LA MÉDECINE

DANS LES DÉPARTEMENTS DE LA BRETAGNE.

QUELQUES RÉFLEXIONS

SUR

LA MALADIE DITE CHOLÉRA-MORBUS,

Des moyens généraux de s'en préserver ; du bandage de corps, et des chaussettes prophylactiques de cette maladie.

RÉFLEXIONS

OU

ESSAI DE PARALLÈLE

ENTRE

L'ÉPIDÉMIE CHOLÉRIQUE

Du Morbihan et celle de même nature du Finistère. Années 1832 et 1834. Vannes, chez LAMARZELLE, imprimeur-libraire.

9 782329 585086